U0288872

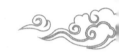

国家汉办汉语国际推广多语种大连基地传统文化推广项目

Proyecto de Hanban para promover la cultura tradicional, preparado por la Base multilingüe para la promoción internacional del idioma chino de Dalian

大连外国语大学 2014 年创新团队项目（专项资助）课题成果

Resultado del proyecto del Equipo Innovación de la Universidad de Lenguas Extranjeras de Dalian. Fondos especiales. 2014

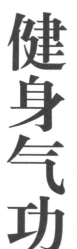

健身气功

中西·对照

国家汉办汉语国际推广多语种大连基地
辽宁省"一带一路"出版基地

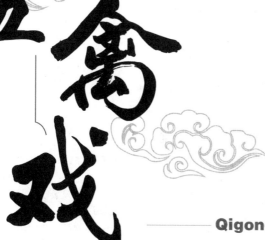

五禽戏

—— Qigong para la Salud-Wu Qin Xi

李颖 编著
Li Ying(Autora)

杨红　María Catherine Márquez(哥伦比亚)　孙诺 翻译
Yang Hong, María Catherine Márquez, Sun Nuo(Traductores)

大连海事大学出版社
EDITORIAL DE LA UNIVERSIDAD MARÍTIMA DE DALIAN

图书在版编目（CIP）数据

健身气功·五禽戏：汉西对照 / 李颖编著． — 大
连：大连海事大学出版社，2016.11
ISBN 978-7-5632-3418-9

Ⅰ．①健… Ⅱ．①李… Ⅲ．①气功－健身运动－基本
知识－汉语、西班牙文②五禽戏（古代体育）－基本知识－
汉语、西班牙文 Ⅳ．① R214 ② G852.9

中国版本图书馆 CIP 数据核字（2016）第 284096 号

大连海事大学出版社出版

地址：大连市凌海路 1 号　邮编：116026　电话：0411-84728394　传真：0411-84727996
http://www.dmupress.com　E-mail:cbs@dmupress.com
大连住友彩色印刷有限公司印装　　　　　　　　　　大连海事大学出版社发行

2016 年 11 月第 1 版　　　　　　　　　　　　　2016 年 11 月第 1 次印刷
幅面尺寸：170 mm×230 mm　　　　　　　　　　印数：1 ～ 2000 册
印张：10　　　　　　　　　　　　　　　　　　字数：120 千

出　版　人：徐华东　　　　　　　　　　　策　　划：徐华东　林晓阳
责任编辑：高　颖　张来胜　　　　　　　　责任校对：阮琳涵
　　　　　　　　　装帧设计：孟　冀　解瑶瑶

ISBN 978-7-5632-3418-9　　　　　　　　　　定价：55.00 元（含光盘）

"健身气功"丛书编委会

总　主　编：孙玉华

副总主编：李　凡　白晶光　李　颖

总　策　划：刘　宏

主　　　任：孙玉华

副　主　任：刘　宏

成　　　员（以汉语拼音为序）：

安　然　安晓燕　白晶光　范文亭　高　航

贺耀明　李多菲　李　凡　李　颖　马　涛

尼　楣　尚海涛　孙　诺　孙　省　王婵娟

魏龙欣　吴　江　肖　爽　徐　驰　徐　智

杨　红　杨美华　赵　谦　周　锐

《健身气功·五禽戏》（中西对照）

编　　著：李　颖

翻　　译：杨　红　María Catherine Márquez（哥伦比亚）　孙　诺

图　　示：鲍默涵

摄　　影：吴　江　赵英杰

采　　编：韩　旭　邵　轩

总主编简介

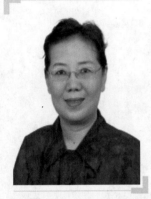

孙玉华

    大连外国语大学前校长，上海合作组织大学中方校委会主席，教授，博士研究生导师，国家级教学名师，享受国务院政府特殊津贴。日本城西国际大学、俄罗斯新西伯利亚国立技术大学名誉博士，亚美尼亚"布留索夫"埃里温国立语言与社会科学大学名誉教授。荣获"普京奖章""普希金奖章""孔子学院先进个人"等多项殊荣。

Presentación de la editora general

Sun Yuhua

Exrectora de la Universidad de Lenguas Extranjeras de Dalian. Presidenta china de las universidades de la Organización de Cooperación de Shanghai (SCO). Profesora titular, tutora de los estudiantes de Doctorado, profesora a nivel Nacional. Recibe el subsidio especial del Consejo del Estado. Doctora honoris causa de la Universidad Internacional Josai y la Universidad Técnica Estatal de Novosibirsk. Profesora honoraria de la Universidad Estatal "Braşov" de Lenguas y Ciencias Sociales en Ereván, Armenia. Fue ganadora del premio "Medalla Putin", "Medalla Pushkin", "Excelencia Individual de los Institutos Confucio", entre otros premios.

总主编致辞

尊敬的各位读者:

大家好!

健身气功是中华民族传统体育项目之一,是中华悠久文化的重要组成部分。习练健身气功在增强人的心理素质、改善人的生理功能、提高道德修养等方面具有独特的作用。

作为九所海外孔子学院的中方承办院校及汉语国际推广多语种基地,多年来,大连外国语大学致力于促进中外教育文化交流合作,增进中外人民相互信任与了解,发展中外友好关系。近年来,大连外国语大学依据国家汉办"国际汉语通用课程大纲"的要求,结合当地国非通用语种的实际教学情况,为满足不同国家和地区汉语学习者个性化的学习需求,开发了一系列汉语教材、教辅读物及多媒体课件。

此次出版的"健身气功"丛书,是以介绍中国传统养生文化中的体育养生文化为特色,重在普及、传播中国传统体育养生思想与方法,是大连外国语大学近年来创编的"中国优秀传统文化"海外孔子学院推广系列教材之一。相信该丛书会受到广大汉语爱好者和中国文化爱好者的欢迎,并希望广大读者能够通过该丛书对这个中华民族传统体育项目有所了解和喜爱。

Mensaje de la editora general

Estimados lectores,

¡Hola!

Qigong para la Salud es un deporte tradicional en China, lo cual es un componente importante de la milenaria cultura china. La práctica de Qigong para la Salud peculiarmente beneficia al mejoramiento de la mentalidad, las funciones fisiológicas y la moralidad.

La Universidad de Lenguas Extranjeras de Dalian, patrocinador chino de 9 Institutos Confucio en el extranjero y base multilingüe de la promoción internacional del chino mandarín, a través de los años, se ha dedicado a promover la cooperación chino-extranjera en el intercambio educativo y cultural, la confianza y el conocimiento mutuo entre el pueblo chino y extranjero, y a desarrollar las relaciones amistosas entre los extranjeros y los chinos. En los últimos años, la Universidad de Lenguas Extranjeras de Dalian creó una serie de manuales didácticos, libros suplementarios y multimedia, combinando la situación actual de la enseñanza local de idiomas del país, y basado en el "Currículo Internacional para la Enseñanza del Idioma Chino" y haciendo frente a las necesidades personalizadas del estudio de los estudiantes de chino en diferentes países y regiones.

La colección de libros *Qigong para la Salud* es uno de los programas a cargo de la Universidad de Lenguas Extranjeras de Dalian para la promoción de "La Cultura Tradicional Privilegiada". Esta colección se destaca por la presentación de conocimientos sobre la cultura de la salud con el ejercicio físico, con un enfoque en la popularización y difusión de los pensamientos y métodos sobre la cultura de la salud. Se cree que esta colección será positivamente recibida por los numerosos aficionados de la cultura china y por los amantes del idioma chino. Se espera entonces que a través de esta colección, el deporte tradicional chino sea entendido y de agrado para los lectores.

作者简介

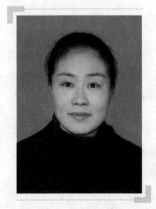

李 颖（36岁，副教授，硕士研究生）

　　师从中国著名武术家穆秀杰教授，2000年毕业于沈阳体育学院武术系，现为大连外国语大学武术教师。6岁习武，多次在全国、省、市级武术比赛中取得佳绩，精通多种兵器及拳术，技术全面。目前从事大学武术、太极拳、健身气功、舞龙舞狮、女子防身术等课程的教学工作，同时亦承担本科、硕士留学生武术、太极拳课程教学及国家汉办太极拳、健身气功项目培训工作。多次代表中国（国家汉办）赴海外孔子学院做文化巡演。

Presentación de la autora

Li Ying (36 años, maestra asociada, maestría)

Discípula del famoso maestro de artes marciales de China, el doctor Mu Xiujie. Graduada de la Escuela de Deporte de Shengyang en licenciatura en artes marciales. Actualmente se desempeña como profesora de artes marciales en la Universidad de Lenguas Extranjeras de Dalian. Inició la práctica de artes marciales a la edad de 6 años, ha participado en diferentes concursos de artes marciales a nivel municipal, provincial y nacional en China. Es experta, integralmente formada, en varios tipos de armas chinas y boxeo chinos. Actualmente lidera la enseñanza de artes marciales para estudiantes universitarios, Tai-chi, Qigong para la Salud, Danza del dragón, Danza del león y auto-defensa para las mujeres, entre otras. Además, se encarga de la enseñanza de artes marciales y Qigong a los estudiantes extranjeros de pregrado y posgrado de la Universidad. Por último, trabaja en el programa de cursos de Tai-chi y Qigong para la Salud coordinado por Hanban, representando a la República Popular China en diferentes giras culturales en los Institutos Confucio en el extranjero.

丛书前言

"健身气功"丛书是由大连外国语大学组织编写的"中国优秀传统文化"海外推广系列教材之一。"健身气功"丛书共分4册，以介绍中国传统养生文化中的体育养生文化为特色，通过图文并茂的形式，向世界各国汉文化爱好者、习练者科学地普及、传播中国传统体育养生思想与知识，希望得到广大海外读者的喜爱！

适用对象

"健身气功"丛书可用作海外孔子学院才艺课程教材、孔子课堂汉文化教学辅助教材、国家汉办孔子学院培训辅助教学资源，亦可作为在华留学生、来华参加夏令营的海外学生及广大汉语爱好者学习、了解中国传统养生文化的科普读物。

Prólogo de la colección

La colección de libros *Qigong para la Salud* es uno de los programas a cargo de la Universidad de Lenguas Extranjeras de Dalian para la promoción de la cultura tradicional china. Esta colección, se encuentra dividida en cuatro tomos, enfocada en la difusión de la cultura china tradicional de la salud a través de textos e imágenes que promueven el ejercicio físico. Además, esta colección promueve científicamente los pensamientos y conocimientos sobre la cultura de la salud con el ejercicio físico. Se espera que sea del agrado de los lectores extranjeros.

Para quién sirve

La colección *Qigong para la Salud* es un manual adecuado para los cursos culturales y de artes para los Institutos Confucio del mundo, como apoyo para la enseñanza de la cultura china en las Aula Confucio y formación de Hanban, libros para la popularización de las ciencias de la salud de la cultura tradicional china, los amantes del chino mandarín y los estudiantes extranjeros que estudien en China o que participen en programas de campamentos de estudio en este país.

编写特色

1. 可读性强

本丛书语言简练生动、通俗易懂，通过图文并茂的形式，科学、系统地讲解健身气功的相关知识，适宜健身气功初学者使用，便于自学自练。

2. 多语种编写，便于掌握、记忆

本丛书每套功法包括纸质教材（有英语、俄语、韩语、日语、西班牙语对照翻译版本）、DVD。简单实用，真正做到以学习者为中心，便于海外孔子学院教学及各国汉语爱好者学习。

3. 内容丰富，形式多样

本丛书将健身气功与中医学、中国传统文化、中国历史人文等知识有机结合，配以丰富的活动形式，如名人名言、知识问答、猜一猜等，目的在于增进习练者对中国传统文化的学习兴趣，提升健身气功的理论知识水平。

丛书简介

健身气功，是中国传统养生文化的精髓，距今已有5000年的历史，是中国人民贡献给人类不可多得的精神文化财富。

Características de la compilación

■ Los libros de la colección son sencillos de leer gracias a las imágenes y al lenguaje usado para la explicación de las mismas; lo que permite que los novatos puedan instruir en la práctica del Qigong para la Salud.

■ Los libros de esta colección fueron escritos en inglés, ruso, coreano y japonés para llegar a un mayor número de estudiantes de los Institutos Confucio y demás personas interesadas en la cultura china en el extranjero. Asimismo, gracias a su metodología didáctica, ayuda a los interesados a tomar parte de los ejercicios ilustrados en esta colección, haciendo de la práctica elemento fundamental del aprendizaje del Qigong. Cada uno contiene un manual y DVD.

■ Los libros de esta colección abundan en contenido y varían en sus formas. Este manual combina oportunamente el Qigong para la Salud con la medicina china tradicional, la cultura tradicional, la historia y humanidades, con varias actividades, dichos y frases de personajes representativos, preguntas de conocimiento general, acertijos, entre otras. Esto tiene como objetivo despertar el interés de practicantes y novatos sobre la cultura tradicional china y elevar el nivel de sus conocimientos teóricos sobre el Qigong para la Salud.

Presentación de la colección

Qigong para la Salud es el núcleo de la cultura tradicional china de la salud que goza de una historia que abarca alrededor de 5, 000 años de antigüedad. Es catalogado como patrimonio espiritual valioso que ofrece el pueblo chino a la humanidad.

健身气功以养生、保健、修身为主要目的，以自身形体活动、呼吸吐纳、心理调节相结合为主要运动形式，通过调身、调息、调心锻炼，调顺人体系统功能状态，改善身体健康状况，使身心臻于高度和谐的状态，是中华民族传统体育项目之一。

　　"健身气功"丛书选取了最具代表性的4套健身气功功法，即易筋经、五禽戏、六字诀、八段锦。易筋经，以伸筋拔骨为特色，相传526年由南天竺（南印度）人达摩所创；五禽戏，以模仿虎、鹿、熊、猿、鸟五种动物的活动特点为特色，由东汉（25—220）名医华佗所创；六字诀，则以呼吸吐纳为主要手段，通过不同的发音作用于脏腑器官，以达通调内外的功效，中国南北朝时期（420—589）已有记载；八段锦，产生于宋代（960—1279），以通利关节、增长肌力、通调气机为目的，以动作舒展优美为特色，具有松紧结合、动静相兼及神形相合、气寓其中等特点，整套功法动作都贯穿和体现着中医理论及养生观念。

El objetivo principal del Qigong para la Salud consiste en fortalecer, mantener y perfeccionar la salud a través de la combinación de ejercicios de respiración, movimientos corporales y la regulación psicológica, que ayudan al cuerpo y a la mente a alcanzar un estado armonioso.

Esta colección selecciona cuatro de las prácticas más representativas del Qigong para la Salud, Cambio del músculo y tendón, el juego de los cinco animales, sonidos curativos y las ocho piezas del Brocado. El Cambio del músculo y tendón se caracteriza por el ejercicio de tendones y huesos. De acuerdo a la tradición, se dice que fue inventado por Bodhidharma en Tianzhu del Sur (India del Sur). El juego de los cinco animales se caracteriza por la imitación de los movimientos corporales de los tigres, ciervos, osos, monos y grullas. Fue inventado por el famoso médico Hua Tuo de la dinastía Han de oriente (25 D.C.-220 D.C.); Sonidos curativos tiene la respiración como su eje central. El efecto que tienen los diferentes sonidos en los órganos armoniza el exterior e interior del cuerpo. Su práctica está registrada en los documentos de Las Dinastías Meridionales y Septentrionales (420 D.C.-589 D.C.); Las ocho piezas del Brocado fue inventado durante la dinastía Song (960 D.C.-1279 D.C.). Esta técnica consiste en agilizar las articulaciones, fortalecer el músculo y regular la respiración. Se caracteriza por sus movimientos tendidos y elegantes que combinan la relajación con lo tenso, la quietud con el movimiento y lo material con lo espiritual, para que siempre nos acompañe el Qi (fluido que ánima la respiración). Todos los movimientos de este Qigong reflejan y adoptan las ideas y teorías de la medicina china tradicional sobre la salud.

健身气功因动作舒缓柔和，简单易学，不受场地和器材的限制，健身效果良好，在全世界得到了很好的发展。本丛书推出的 4 套健身气功功法，是中国民间流传时间最长、影响力最大、习练人数最多的功法。

　　希望这套"健身气功"丛书能带给您不一样的中国传统文化体验，为您的汉语文化学习带来乐趣，并诚恳希望您在使用过程中提出宝贵的意见和建议！

编委会

2016 年 3 月

Qigong para la Salud, por sus movimientos suaves, la facilidad de aprender, sin restricción de lugares o equipamientos y sus efectos benéficos, se ha desarrollado paulatinamente en el mundo. Las cuatro técnicas del Qigong contenidas en esta colección son las más importantes, tienen el mayor número de practicantes, la mayor historia e influencia en China.

Esperamos que esta colección sobre el "Qigong para la Salud" pueda brindarle una experiencia diferente de la cultura tradicional china y felicidad en su aprendizaje de la cultura china. También le solicitamos con sinceridad brindar su opinión y sugerencias de esta colección.

Comité de recopilación y edición

Marzo de 2016

本书内容提要

五禽戏，模仿虎、鹿、熊、猿、鸟五种动物的动作和姿势，以舒展肢体，活络筋骨，是中国传统的导引养生、保健功法之一。中国历史上流传至今的"五禽戏"功法有二十多套，本书为"健身气功·五禽戏"的新功法。该套功法汇集了中国气功导引、武术健身、中医养生等专家对五禽戏的源流、特点、功法、功效等进行的挖掘、整理、研究，并经过科学、系统的临床试验与检测创编而成，内容充实、动作规范、简便易学、安全健康、效果显著。

本书对功法的每一个动作都进行了讲解，并附有要点提示、错误提示、动作功效、穴位认知，同时配有图片说明，图文并茂，以利于习练者参照并不断提高理论与技术水平，起到祛病强身、延年益寿的作用。

Resumen

Wu Qin Xi, el juego de los cinco animales, consiste en estirar, relajar el cuerpo y agilizar el músculo y los huesos. Hasta el momento, se han conservado veintenas de sistemas de este juego desde su creación. Este libro es un nuevo sistema de "Qigong para la Salud- Wu Qin Xi" que colecciona Dao Yin del Qigong chino, el arte marcial y la cultura tradicional china de la salud. Fue fruto de expertos que investigaron, ordenaron y estudiaron sobre el origen, las características y efectos específicos del Qigong, a través de pruebas clínicas, científicas y sistemáticas. Es caracterizado por su contenido abundante, los movimientos estándares, la facilidad de aprender, la seguridad, la sanidad y su efecto sobresaliente sobre la salud.

El presente libro explica detalladamente sobre cada movimiento con las claves, los errores frecuentes, el efecto del movimiento, conocimiento de los puntos acupunturas de la medicina tradicional china y nota. Además, viene con las grafías para que los practicantes puedan elevar su nivel teórico y práctico para fortalecer la salud y obtener una mayor calidad de vida.

目　录

Índice

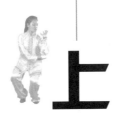

上篇

Capítulo 1

理论篇
Conocimientos teóricos

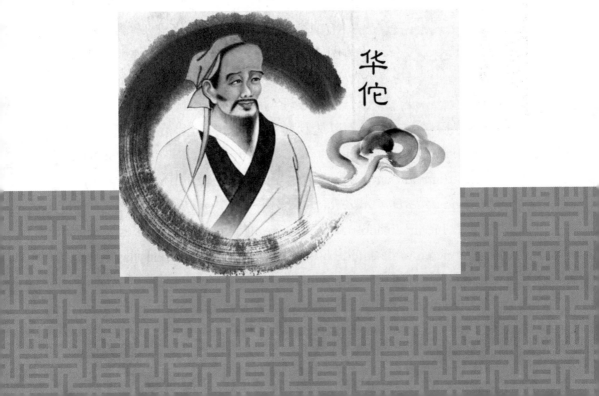

华佗

功法起源
Origen

"五禽戏"又称"五禽操""五禽气功""百步汗戏"等。五禽戏的起源最早可追（zhuī）溯（sù）到中国的远古时代。

"Wu Qin Xi" se llama también "La gimnasia de los cinco animales", "Qigong de cinco animales" o "Juego sedante de los cien pasos". Se originó en la antigua China.

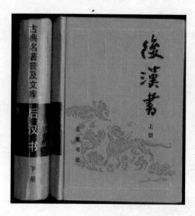

五禽戏是中国传统的运动养生功法，其发源地在许昌。据《后汉书·华佗传》记载，五禽戏由东汉时期的名医华佗创编。华佗根据"流水不腐，户枢不蠹"（liú shuǐ bù fǔ，hù shū bù dù）的思想创编的这套保健养生功法，是通过模仿5种动物的姿势、神态、秉性特征等，结合自身锻炼，活动筋骨血脉，促进消化、吸收，以达到增强体质、预防和治疗疾病的目的。

Wu Qin Xi es un ejercicio tradicional chino para fortalecer la salud y fue introducido en la ciudad de Xuchang. Según lo registrado en *La Historia de la Dinastía Han Posterior-bibliografía de Hua Tuo*, el Wu Qin Xi fue inventado por el famoso médico Hua Tuo de esta dinastía. Es un ejercicio de salud basado en el pensamiento que "las cosas que están en movimiento es poco probable que vayan mal". A través de la imitación de las posturas, las acciones y caracteres de cinco animales,

Capítulo 1   Conocimientos teóricos

el ejercicio físico promueve la circulación de la sangre y agiliza los huesos. Además, ayuda a digerir y absorber mejor los alimentos y fortalece la salud, previniendo las enfermedades.

"健身气功·五禽戏"功法动作习练顺序依据《三国志·华佗传》中所记载的虎、鹿、熊、猿、鸟依次进行，动作数量采用南北朝陶弘景的《养性延命录》中所描述的 10 个动作（每一戏含 2 个动作），并在此基础上，增加起势的调息动作和收势的引气归元动作，共 12 个动作。

El Wu Qin Xi es tomado del documento *La Historia de los Tres Reinos-bibliografía de Hua Tuo*, que explican un orden para la realización de los movimientos adecuadamente, de acuerdo al documento, el ejercicio inicia con los 5 juegos de los animales iniciando con los movimientos del tigre, seguido del ciervo, el oso, el mono y por último la grulla. El número de movimientos es basado en el número de juegos y su respectiva repetición explicado en el libro las *Notas sobre cómo prolongar la vida*, escrito por Tao Hongjing de las Dinastías Meridionales y Septentrionales. De acuerdo a los movimientos anteriores, cada juego debe iniciar y finalizar con una postura, que representa la trinidad del cuerpo, la mente y el *Qi*, y en total son 12 movimientos.

人文历史资料库
Documentos históricos para consultar

远古时代： 距今约 300 万年—公元前 2070 年的时代，又被称为原始社会。

Época antigua: se refiere al periodo comprendido hace tres millones de años hasta el 2070 a.C. También es llamado sociedad primitiva.

追（zhuī）溯（sù）： 逆着事物发展的顺序回顾，比喻探索事物的由来本末。

Remontar: Remontarse hasta un tiempo pasado para averiguar e investigar el origen y la causa de algo.

许昌（市）： 地名，又称莲城，位于河南省中部，是河南省经济强市，中原城市群、中原经济区核心城市，中国历史文化名城。

Xuchang: nombre de una ciudad ubicada en la parte central de la provincia de Henan, llamada también Liancheng. Es la ciudad más desarrollada económicamente de la provincia y es considerada como centro histórico y cultural de China.

《三国志·华佗传》：《华佗传》出自《三国志·魏书》，记载了东汉时期名医华佗精湛的医技，及因不愿继续为曹操治病而惨遭杀害的生平事迹。《三国志》与《史记》《汉书》《后汉书》合称为"前四史"，被公认为二十四史中成就最高的四部史书。

La Historia de los Tres Reinos–bibliografía de Hua Tuo: *La Historia de Hua Tuo* deriva de *La Historia de los Tres Reinos-Historia de Wei*, en el que se registra el desarrollo de la medicina de Hua Tuo y la historia sobre cómo fue asesinado por no seguir atendiendo a Cao Cao. *La historia de los Tres Reinos*, junto a *la Historia de la Dinastía Han* y *la Dinastía Han Posterior*, son consideradas las cuatro historias más exitosas de todos los 24 libros en la historia de China.

《后汉书·华佗传》：《华佗传》记载于《后汉书》第八十二卷下"方术列传第七十二下"中。书中记载华佗懂得养生，精通方剂，擅于针灸。

La Historia de la Dinastía Han Posterior–bibliografía de Hua Tuo: *La bibliografía de Hua Tuo* se registra en el capítulo 72, del tomo 82. El libro registra cómo era la vida de Hua Tuo, experto en fortalecer la salud, desarrollar medicamentos y la acupuntura.

《**养性延命录**》：本书是南北朝道教养生学的重要著作。该书收录各家养生名言，为南朝陶弘景撰写，分上、下两卷，每卷三篇，上卷三篇为《教诫篇》《食诫篇》《杂诫忌禳害祈善篇》，下卷三篇为《服气疗病篇》《导引按摩篇》《御女损益篇》。书中引录的书籍有三十多种，是汉魏时期养生学之精华。

Notas sobre cómo prolongar la vida: fue un libro de salud importante del Taoísmo durante las Dinastías Meridionales y Septentrionales, que colecciona frases famosas de médicos de la época sobre la salud. Fue escrito por Tao Hongjing, de la Dinastía Meridional y se divide en dos tomos, cada tomo compuesto por tres capítulos. Los tres capítulos del primer tomo son: *capítulo de la enseñanza, capítulo de los tabúes de la comida* y *capítulo de otros tabúes sobre cómo obtener una buena salud*; los tres capítulos del segundo tomo contienen: *capítulo de tratamiento con Qi, capítulo de Tao Yin y masaje,* y *capítulo del beneficio de la sexualidad.* Fueron más de 30 autores citados y fue considerado el libro más importante del estudio de salud durante las Dinastías Han y Wei.

Capítulo 1   Conocimientos teóricos

_{liú shuǐ bù fǔ}　　　_{hù shū bù dù}
流水不腐，户枢不蠹

出处：《吕氏春秋·尽数》

释义： 腐（fǔ）：臭；枢（shū）：门轴；
　　　　蠹（dù）：蛀虫，咬器物的虫子。
　　　　流动的水不会发臭，经常转动的门
　　　　轴不会被虫子咬坏。

寓意： 经常运动，生命力才能持久，才有
　　　　旺盛的活力，说明生命在于运动。

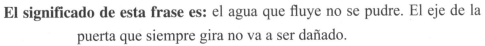

Fuente: Lüshi Chunqiu-Jin shu

El significado de esta frase es: el agua que fluye no se pudre. El eje de la
　　　　puerta que siempre gira no va a ser dañado.

El sentido implícito es: para obtener una vitalidad duradera, hay que hacer
　　　　ejercicios regularmente. Es decir, hacer ejercicio es una manera
　　　　para aumentar la vitalidad de seres humanos.

功法特点
Características

　　"健身气功·五禽戏"动作简单，强度适中，注重身体机能的均衡发展。全套 12 个动作，完整练习一次用时 13 分钟，习练者也可根据自身身体状态或病症选择其中一戏进行重点练习。

　　"Qigong para la Salud-Wu Qin Xi" se caracteriza por sus movimientos sencillos y su atención principal en el desarrollo sintético. Contiene 12 movimientos, se necesita 13 minutos para practicar todos los juegos. Se puede practicar uno de los juegos. La cantidad de ejercicio es moderado y se puede ajustar la intensidad personal.

　　"健身气功·五禽戏"以腰为核心，协调并带动全身各经络、脏腑器官进行全面的锻炼，改善与提高身体机能。通过躯干的旋转、屈伸等方式，对人体脊柱进行调理与锻炼，从而刺激人体任脉与督脉；通过手型、手法及步型、步法的多样性变化，起到刺激手、足末梢神经，加强人体十二经络循环及调理人体五脏六腑的功效。

　　"Qigong para la Salud-Wu Qin Xi" toma la cintura como el eje central para el movimiento efectivo de todo el cuerpo y los órganos viscerales, para mejorar su función y ejercitar eficientemente la columna vertebral, así se logra estimular el Renmai y el Dumai; fortalece la circulación de la sangre a las extremidades y restablecer los órganos internosa través de las variaciones del ejercicio de los dedos de las manos y de los pies.

Capítulo 1　Conocimientos teóricos

"健身气功·五禽戏"在古时被称为"导引"^①。通过外在的肢体动作练习和内在的呼吸练习，使血气流通，促进健康。在外形上，注重模仿自然界中动物的特点与特性；内在注重对呼吸与意念的运用，习练时始终保持呼吸的通畅与意念的集中；动作熟练后，做到呼吸、意念与动作达到协调一致、和谐统一。

"Qigong para la Salud–Wu Qin Xi" llamado también Daoyin en la antigüedad, consistía en acelerar la circulación del cuerpo y fortalecer la salud a través de los movimientos físicos y la regulación respiratoria. Este juego guía la respiración con los diferentes movimientos, imitando las características y particularidades de los cinco animales. Además, durante la práctica del juego, se necesita que quien lo practique, se relaje naturalemente con una buena respiración y mantenga muy concentrado. Así, la persona puede llegar a un estado donde su interior y su exterior, su mente y su respiración, se armonicen.

---

①　导引：中国古代的一种养生术，又称"道引"。导引以主动的肢体运动配合呼吸运动或自我按摩进行锻炼，相当于现在的气功或体育疗法。晋代的李颐（yí）解释为"导气令和，引体令柔"，意思是通过调整呼吸，使人体的脏腑、经络之气和顺、通畅，通过肢体运动使人体动作灵活、柔和。

Daoyin: antigua metodología china de la salud que consiste en hacer ejercicios físicos con los movimientos activos del cuerpo, acompañados por la respiración o por masajes, parecido al Qigong o la fisioterapia actual. Li Yi, de la Dinastía Jin, explicó que, Tao Yin es: "respirar para que el cuerpo esté en armonía y ejercitar el cuerpo para que éste sea suave y sus movimientos sean ágiles".

"健身气功·五禽戏"的功法注重戏与戏之间的气息调整与心境的转换，通过两掌45°侧起、内收、下按，使身心得到短暂的静养与平和，起到过渡和调整的作用；在功法的开始和结束部分，增加专门的调息练习，能够使习练者快速进入练功状态或恢复常态。

　　En el "Qigong para la Salud-WuQin Xi", regular la respiración y transformar el estado de ánimo entre los juegos son fundamentales para que el practicante tenga la tranquilidad necesaria y un breve reposo físico y mental, dibujando un círculo al extender los dos brazos en 45 grados y con las palmas arriba, luego girarlos hacia dentro y abajo. De esta manera, se podrá entrar más rápido el estado de práctica y volver al estdo inicial.

习练要领
Puntos fundamentales para la práctica

"健身气功·五禽戏"是一套以模仿动物为主的仿生类养生功法。习练者在习练过程中，要注意以下几个环节：

"Qigong para la Salud–Wu Qin Xi" es un ejercicio a través de la imitación de los cinco animales. Las personas que lo practican tienen que prestar atención a los siguientes puntos:

第一，动作的外形。外形，也就是姿势、形态。五禽戏以模仿动物的形态为练习方式，每戏动作都有其特有的动作形态，练习时要准确把握动物的个性特征，体现动物的特点。如在虎戏中，有"虎爪"的上、下撑举与前扑、下按的动作，要体现出虎的力量和威猛；在猿戏中，通过撤步观望、上树摘果、捧果欣赏的环节，表现了猿生性多疑、敏感而又动作迅捷、灵巧的特点。因此，在习练时，不仅要掌握动作的外在规格，更要合乎其内在特质，达到形神兼备。

1. Postura

Se refiere a la apariencia o posición del movimiento. Cada uno de los juegos tiene una postura y un movimiento específico, imitando a un animal respectivamente. Cuando se practica cada juego, se necesitan realizar los movimientos correspondientes a cada animal, es decir, se intenta interpretar cada movimiento con las características del animal asignado. Por ejemplo, en el levantamiento y el lanzamiento del tigre hay que interpretar la fuerza y la braveza del mismo y en el levantamiento y la recogida del mono debe interpretar la suspicacia y agilidad del mono. Además de la imitación de la apareincia y posición de cada animal, se concentra más en la interpretación de la gracia de los cinco.

第二，动作的神态与韵味。中国的古语有"相由心生"，意思是，"内在的思想、感情是能够转化为外在的表现，通过外在的行为能够窥见内心的想法和状态"。五禽戏特别注重对动物神态的模仿，通过外在神态来体现其个性特征，疏泄内在情感，通调脏腑气机。所以说，神韵是练习五禽戏不可缺少的内容。

2. Gracia

Se refiere al estilo de los movimientos. Hay un dicho chino antiguo-Xiàng yóu xīn shēng, significa que la apariencia se forma a través de sus pensamientos y emociones, el ambiente exterior depende del pensamiento interno o decir el estado fuera se basa en la mente interior. Wu Qin Xi consisteprincipalmente en imitir las expresiones de los animales, las cuales son necesarios mostrarlas al practicar este ejercicio.

第三，对意念、意识，也就是思想的把握。在习练时，应集中精神，排除杂念，保持身心的高度统一与和谐。

3. Concentración

Se refiere a la concentración de la mente. Durante la práctica, deben concentrarse y eliminarse ideas ajenas para mantener la unificación del cuerpo y la mente.

Capítulo 1   Conocimientos teóricos

第四，呼吸的锻炼与调整。练功时针对呼吸的专门性练习，称为"调息"。调息练习，是气功练习中的重要内容，通过对呼吸的调整，将呼吸与意念、动作紧密结合，达到缓慢、匀细、深长的程度，以利身体健康。初学者应先学会动作，明确其含义，使姿势达到舒适、准确，待身体放松、情绪安定后，逐渐注意调整呼吸。

4. Qi

El Qi, se refiere a la respiración, la cual es la parte más importante en la práctica del Qigong. El control del ritmo y profundidad de la respiración al practicar Qigong se llama Tiaoxi, con el que el practicante regula su respiración con intención y encuentra una manera que se ajuste a su cuerpo. Los novatos primero deben aprender los movimientos y conocer su significado para que puedan tener una postura cómoda y correcta. Después de la relajación del cuerpo y tranquilizar la mente, se debe regular la respiración poco a poco.

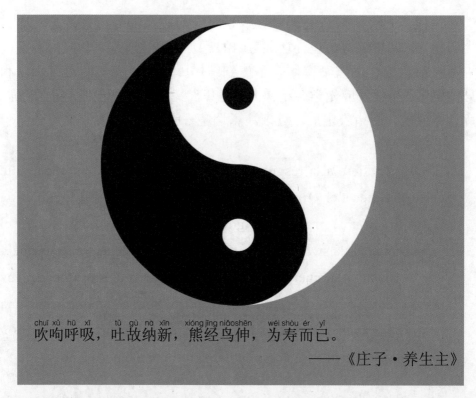

chuī xǔ hū xī　　tǔ gù nà xīn　　xióng jīng niǎoshēn　　wéi shòu ér　　yǐ
吹呴呼吸，吐故纳新，熊经鸟伸，为寿而已。

——《庄子·养生主》

　　这句话中包含了道家的代表人物庄子所推崇的养生方法。意思是，"养生须注重呼吸的方式和方法，正确的呼吸应是重呼气、轻吸气，将胸中的浊气排出体外而吸纳清新的空气，就像黑熊攀树垂吊，像鸟儿舒展翅膀一样，这样做才是舒活经络气血的人，善于养生的人"。

　　Por esta frase se ve la manera taoísta que admiró Zhuangzi para preservar la salud. El significado de esta frase es: hay que prestar mucha atención a la manera de la respiración. Una buena respiración debe ser espirar fuerte y aspirar suave. Espirar para eliminar del cuerpo el aire sin oxígeno y aspirar el aire fresco. Se hace de esta forma para estimular la circulación de la sangre y relajar músculos y articulaciones, logrando una buena salud, que es lo que buscan los osos negros al colgarse a los árboles o las aves al extender sus alas.

书法欣赏

《庄子·养生主》(篆体)

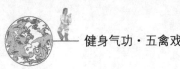

<h1>中医理论 ①
Teoría de la Medicina China Tradicional</h1>

　　五禽戏是东汉（25—220）名医华佗以中医理论为指导，深入观察和研究了虎、鹿、熊、猿、鸟的活动特点，结合古代导引、吐纳之术编创而成的气功健身功法。因此，对"健身气功·五禽戏"功理功法的把握和健身效果的阐释，均离不开中医学理论。

　　"Qigong para la Salud-Wu Qin Xi" fue inventado por Hua Tuo, guiado por la teoría de la medicina China tradicional, observando y

---

① 中医理论（简称"中医"）：一般是指中国汉族人民创造的传统医学，故又称"汉医"。中医学以阴阳五行作为理论基础，通过"望、闻、问、切"四诊合参的方法，探求病因、病性、病位，分析病机及人体内五脏六腑、经络关节、气血津液的变化，判断正邪消长，进而得出病名，归纳出证型，以辨证论治原则，制定"汗、吐、下、和、温、清、补、消"等治法，使用中药、针灸、推拿、按摩、艾灸、拔罐、气功、食疗等多种治疗手段，使人体达到阴阳调和，从而康复。

Teoría de la Medicina China Tradicional: es abreviada como "la Medicina China". Generalmente, es una medicina tradicional china que fue creado por la etnia Han, por eso llamada como "la medicina han". El Yin, Yang y el Wuxing , como base teórica de la Medicina China, a través del método de los cuatro parámetros de diagnóstico como "observar el aspecto, escuchar el sonido, pedir síntomas, tomar el pulso", descubriendo la etiología, la resistencia , la localización de la enfermedad, analizando el cambio de los órganos del cuerpo, las arterias y venas, la sangre y la saliva de los enfermos, por lo tanto pueden juzgar el bien y el mal, y luego viene el nombre de la enfermedad y síndromes sumadas, elaborando el tratamiento como "sudar, escupir, evacuar, armonizar, entibiar, liquidar, suministrar y eliminar" a base del principio dialéctico, y finalmente los enfermos se recuperan adquiriendo una balanza entre el yin y el yang por alguna terapia tales como la medicina china, acupuntura, masajes, catación, qigong y una dieta.

estudiando detenidamente las características del comportamiento del tigre, el ciervo, el oso, el mono y la grulla, además, combina el DaoYin y Tu Na de la antigüedad, por esta razón, el manejo del "Wu Qin Xi" y la interpretación de su efecto no se pueden aislar de la teoría de la medicina China tradicional.

从中医学的角度看，"五禽"与人体的"五脏"关系密切。"虎、鹿、熊、猿、鸟"五种动物分别对应人体"肝、肾、脾、心、肺"五脏，并对应五行中的"木、水、土、火、金"。人们模仿五种动物的姿态进行运动，正是间接地起到了锻炼脏腑器官的作用，所谓"超乎象外，得其寰（环）中"[①]。

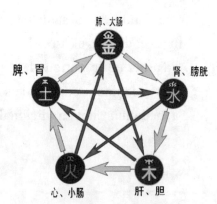

Desde el punto de vista de la medicina china tradicional, "Wu Qin" tienen vínculos muy estrechos con los cinco órganos del cuerpo humano. El tigre, el ciervo, el oso, el mono y la grulla corresponden respectivamente al hígado, el riñón, el bazo, el corazón y el pulmón e igualmente al árbol, el agua, la tierra, el fuego y el oro según la teoría de Wuxing. La gente hace ejercicio imitando los comportamientos de los cinco animales para fortalecer la función de los órganos respectivos. Así se llama "超乎象外，得其寰（环）中 (Chāo hū xiàng wài, dé qí huán zhōng)" "Conseguir la esencia independiente de la apariencia".

[①] 超乎象外，得其寰（环）中：出自唐·司空图《诗品·雄浑》。指超脱于表象，得到了精髓。

"Conseguir la esencia independiente de la apariencia: derivada de la *Shipin-Xionghun*, Sikongtu de la dinastía Tang.

虎戏调肝
Regular el hígado por el juego del tigre

肝，位于上腹部，横膈肌之下。肝是储藏血液的主要器官，有调节血量、耐受疲劳、疏泄的功能。

El hígado está situado en la parte superior del abdomen, debajo de la cruz diafragma. El hígado es el principal órgano de almacenamiento de la sangre, tiene la función de regular la sangre, resistir la fatiga y disipar la depresión.

肝主疏泄，主藏血，开窍于目（眼睛），主筋，其华在爪，泪为肝液，其志为怒。肝在五色上属青色（介于绿色与蓝色之间），五味属酸，五行属木，五季对应春季，方位对应东方，表里脏器为胆，所以肝病患者面色发青，面诊时可以此来辨证分析。

La función principal del hígado consiste en disipar la depresión, reservar la sangre del cuerpo, y la enfermedad del hígado se muestra en los ojos, el hígado está relacionado estrechamente con el tendón del cuerpo y todo el estado del hígado se demuestra en las uñas, las lágrimas provienen del líquido del hígado, generalmente es fácil enfadarse si hay problema en el hígado. El hígado corresponde al color ciánico (el color entre el verde y el azul) de Cinco Colores, al sabor ácido de Cinco Sabores, al árbol de Wuxing, a la primavera de Cinco Estaciones y corresponde al este de toda la dirección. Y está relacionado con la bilis, la gente con enfermedades del hígado siempre se presentan un aspecto de verde, a base de lo cual pueden analizar los médicos en sus diagnósticos.

　　习练虎戏，要求动作要体现虎的威猛，力量要达到指尖，同时眼睛要圆睁，达到舒筋、养肝、明目的作用；肢体动作要求舒展大方，有力量感，通过两臂的向上、向前的拔伸，牵拉身体两侧的肝经、胆经，舒肝理气，使气血通畅，有效缓解肝胆疾病。

Durante el juego del tigre, hay que mostrar su fuerza, y el poder del cuerpo llegará a las yemas de los dedos con los ojos abiertos, por lo tanto, tiene la función de relajar el tendón, alimentar el hígado y hacer los ojos más brillantes, etc.; hay que terminar los movimientos corporales estirando los brazos y la piernas con fuerza como puedan, a través de los brazos estirando hacia arriba y adelante, se puede tirar del hígado, vesícula biliar de ambos lados del cuerpo, por lo que promueve la circulación de qi y la sangre aliviando eficazmente la enfermedad hepatobiliar.

鹿戏调肾
Regular el riñón por el juego del ciervo

肾，是人体生命的根源，所以有"肾为先天之本"① 之说。肾位于人体腰部，脊柱两旁，左右各一。其主要功能是促进人体生长发育、平衡人体水液代谢。

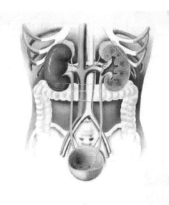

El riñón es el origen de la vida humana, por lo tanto hay un dicho que dice como "el riñón es la base innata de los seres humanos". El riñón está situado en la cintura humana, cada uno de los dos está al lado de la columna lumbar. Su función principal es promover el crecimiento y el desarrollo humano, y equilibrar el metabolismo del agua corporal.

---

① 肾为先天之本：见于《医宗必读》。先天，指出生时便具有的、受之于父母的胎气，是人体生命的本源。

el riñón es la base innata de los seres humanos: derivada del *Yizongbidu*. Que no es aprendido y pertenece a la naturaleza de un ser desde su origen o nacimiento.

肾主骨，生髓，主藏精，开窍于耳及二阴①，鹿戏重在灵活，锻炼腰部，通过腰部的活动锻炼，刺激肾脏，起到壮腰强肾的作用；通过脊柱的运动使得命门开合，强壮督脉。

El riñón, su función principal es promover el crecimiento de la médula ósea y el hueso, y la enfermedad del riñón se muestra en las orejas y el punto acupuntual de Eryin, lo importante del juego del ciervo es mostrar su flexibilidad y hacer unos ejercicios para la cintura, por lo cual tiene una función de estimular el riñón mejorando la cintura y el riñón; y a través del movimiento de la columna vertebral, el punto acupuntural vital del ser humano Mingmen se puede abrir y cerrar fortaleciendo el meridiano gobernador del cuerpo.

其华在发，唾②为肾液，其志在恐、惊。肾在五色上属黑色，五味上属咸，五行属水，五季对应冬季，方位对应北方，表里脏器为膀胱，所以肾病患者面色发黑，面诊时可以此来辨证分析。

Todo el estado del riñón se muestra en el pelo humano, la saliva del ser humano es el líquido del riñón, generalmente es fácil asustarse si hay problema en el riñón. El riñón corresponde al negro de Cinco Colores, al sabor salado de Cinco Sabores, al agua de Wuxing, al invierno de Cinco Estaciones, y al norte en cuanto a la localización, está relacionado con la vejiga, por lo tanto las personas con la enfermedad del riñón siempre tiene su aspecto negruzco, a base de lo cual pueden analizar los médicos en sus diagnósticos.

---

① 二阴：二阴在中医学里指前阴和后阴。前阴即男女生殖器（包括外生殖器、尿道外口），后阴指肛门。

Eryin: en la Medicina China, se refieren a Qianyin y Houyin. Qinyin se refiere a los genitales masculinos y femeninos (incluyendo los genitales y el orificio de la uretra), y Houyin se refiere al ano.

② 唾（tuò）与涎（xián）的区别：唾，是肾精所化生；涎，是水谷水液之津液。涎与唾统称为"口水"，其区别在于，涎是唾液中较为清稀者，而唾是唾液中质地稠厚者。

La diferencia entre Tuo y Xian：tuo, deriva de la esencia del riñón; Xian, deriva del líquido y cereales. Tuo y Xian son llamados por la saliva, pero Xian es lo más claro de la saliva, mientras que Tuo se trata de lo más viscoso de la misma.

Capítulo 1   Conocimientos teóricos

熊戏调脾
Regular el bazo por el juego del oso

脾，"后天之本"，位于腹腔的左上方，呈扁椭圆形，暗红色。脾的主要功能是帮助胃肠消化水谷，吸收和输送营养，为营血生化之源泉。

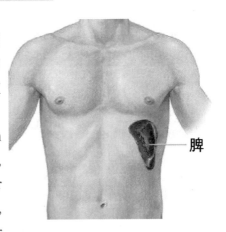

脾

El bazo es la raíz de lo que puedan adquirir después del nacimiento, está situado en la parte superior izquierda de la cavidad abdominal, de una forma ovalada, y de color rojo oscuro. La principal función del bazo es promover la digestión gastrointestinal del líquido y de cereales, absorber y transportar la alimentación, siendo la fuente de la vida humana.

脾，主运化，主升清，主肌肉、四肢，开窍于口，其华在唇，涎为脾液，其志在思。脾在五色上属黄色，五味属甘（甜），五行属土，五季对应长夏，方位对应中央，表里脏器为胃，脾有疾病者在面相上会出现黄色，面诊时可以此来辨证分析。

La función principal del bazo es transformar la comida ingerida en la alimentación necesaria para el cuerpo y absorber lo que necesite para el ser humano; mejorando los músculos, los brazos y las piernas; cualquier enfermedad o estado del bazo se ven reflejados en la boca y el labio; la saliva de la gente es el líquido de este órgano, si hay problemas en éste, es más fácil que se desordene el estado mental. El bazo corresponde al color amarillo de los Cinco Colores, al sabor dulce de Cinco Sabores, a la tierra de Wuxing, al verano de Cinco Estaciones y al centro en cuanto a las direcciones; está relacionado con el estómago, la persona con enfermedades en el bazo siempre tiene su aspecto amarillo, lo cual pueden analizar los médicos en sus diagnósticos.

熊戏动作以腰为轴运转，挤压按摩，左右晃动，疏肝理气，有健脾和胃之功。脾胃主运化水谷，其功能改善不仅可以增强消化系统功能，还可以为身体提供充足的营养物质。经常练习熊戏，可使不思饮食、腹胀腹痛、腹泻、便秘等症状得到缓解。

En el juego del oso, la persona se mueve tomando la cintura como un eje, aprestándose, masajeándose y moviéndose de un lado al otro. El juego del oso tiene la función de mejorar el hígado y promover la circulación del aire del cuerpo, por lo tanto funciona mejorando el bazo y el estómago. El bazo y el estómago tienen la función principal para promover la digestión gastrointestinal del líquido y de cereales, lo cual no sólo pueden fortalecer la función digestiva, sino también proveer suficiente alimentación para el cuerpo. A través del juego del oso, pueden librarse de la anorexia, aliviar el sufrimiento del meteorismo (distensión abdominal), del dolor en el estómago, de la diarrea y la constipación.

Capítulo 1   Conocimientos teóricos

猿戏调心
Regular el corazón por el juego del mono

心，五脏之首，位于胸腔之内，膈膜之上，两肺之间。心主血，主脉，主藏神，开窍于舌，其华在面，汗为心液，其志在喜。心在五色上属赤（红）色，五味属苦，五行属火，五季对应夏季，方位对应南方，表里脏器为小肠，心病的患者在面相上会出现赤色，面诊时可以此来辨证分析。

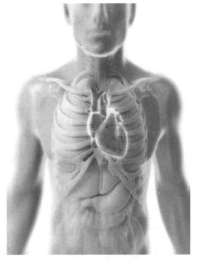

Siendo el primero de cinco órganos internos, el corazón se encuentra en el pecho, la parte superior del diafragma, entre los dos pulmones. La función principal del corazón consiste en regular la sangre y las arterias y venas del cuerpo, y reservar el espíritu de la persona. Cualquier enfermedad del corazón se muestra en la lengua y su aspecto, el sudor es el líquido del corazón, la alegría adecuada puede mejorar el corazón, sin embargo la alegría excesiva puede tener algunas influencias negativas para el corazón. El corazón corresponde al color rojo de Cinco Colores, al sabor amargo de los Cinco Sabores, al fuego de Wuxing, al verano de Cinco Estaciones y al sur de las direcciones. Está relacionado con el intestino delgado, la persona con enfermedad en el corazón tiene un aspecto rojo, aspecto que pueden analizar los médicos en sus diagnósticos.

猿戏主要是指尖和眼神的运动，以刺激末梢神经的功能。猿提中手臂夹于胸前、收腋动作，可使心经血脉通畅；上肢的大幅度运动，对胸廓有挤压按摩的作用。常练猿戏，可以改善心悸、心慌、失眠多梦、盗汗、肢冷等症状。

Durante el juego del mono, hay muchos movimientos en las uñas y la expresión en los ojos con el motivo de estimular los nervios periféricos. Durante el alzamiento del mono, los brazos se ponen cerca y delante del pecho, mientras que el movimiento de apretarse las axilas tiene la función para promover la circulación sanguínea; éste movimiento de los brazos puede funcionar como un masaje para el tórax. A través del juego del mono, se pueden aliviar síntomas como palpitaciones, insomnio, la sudoración nocturna y extremidades frías, etc.

鸟戏调肺
Regular el pulmón por el juego del ave

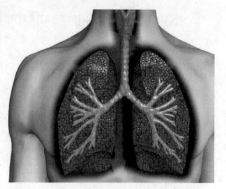

肺，在五脏六腑中位置最高，覆盖诸脏，故有"华盖"之称，是体内和体外气体进行交换的通道，位于胸腔内纵膈两侧，左右各一，上接气管、喉咙，与鼻相通。肺的主要功能是推动和调节全身水液的输送、分布和排泄。

El pulmón, cuya posición es la más alta en los órganos internos cubriendo todos los otros, se le llama también "el dosel", siendo un canal de intercambio del aire dentro y fuera del cuerpo, se encuentra en el pecho, y cada uno de los dos está al lado de pecho, se conecta con la tráquea, la garganta y la nariz. Su función principal consiste en promover y regular la transmisión, la distribución y la excreción del

Capítulo 1   Conocimientos teóricos

líquido de todo el cuerpo.

肺，主气，主呼吸，主行水，朝百脉。外合皮毛，开窍于鼻，主声音，在液为涕（鼻涕），在志为悲（忧）。肺在五色属白色，五味属辛（辣），五行属金，五季对应秋季，方位对应西方，表里脏器为大肠，肺部疾病都会引起面色发白，因与大肠相表里的关系，有时也会出现排便的异常，如便秘。

La función principal del pulmón es regular el aire del cuerpo y la respiración, mejorar la transmisión y la excreción del líquido de todo el cuerpo, y toda la sangre, arterias y venas que concurren o pasan por el pulmón. Está relacionado con la piel de los seres humanos, y cualquier enfermedad en el pulmón se muestra en la nariz y la voz, el líquido del pulmón es el moco, es fácil estar triste si hay problema de él. El pulmón corresponde al color blanco de Cinco Colores, al sabor incisivo de Cinco Sabores, al oro de Wuxing, al otoño de cinco estaciones y es el oeste de todas las direcciones. Está relacionado con el intestino grueso, las personas con enfermedad en el pulmón siempre están pálidas, y a menudo sufren de constipación.

鸟戏动作舒展大方，以升降开合为主要运动形式，故牵拉肺经，起到疏通肺经气血的作用，并促进气体的交换，提升肺脏的呼吸力。常练鸟戏，可以增强人体呼吸功能，胸闷气短、鼻塞流涕等症状可以得到缓解。

Durante el juego del ave, hay que expandir el cuerpo lo que más se pueda, sus movimientos principales son los de arriba y abajo y por lo tanto, pueden inhalar aire para expandir el pulmón para fortalecer la circulación sanguínea y promover el intercambio de aire mejorando la capacidad respiratoria del pulmón. A través del juego del ave, pueden fortalecer la función de inhalar aire y aliviar la sofocación, la congestión y la secreción nasal.

想一想·做一做
Reflexiones y ejercicios

1　汉语中的"肝胆相照"比喻非常忠诚，十分信任对方，能够以真
心相见。五禽戏中调理"肝胆"的是（　　）。
A. 虎戏　　　　　B. 鹿戏　　　　C. 鸟戏　　　　D. 熊戏
Cuál de Wu Qin Xi puede fortalecer la función del hígado¿(　　)
A. El juego del tigre　　　　B. El juego del ciervo
C. El juego del ave　　　　D. El juego del oso

2　下列不属于五禽戏中一禽的是（　　）。
A. 虎　　　　　B. 熊　　　　C. 马　　　　D. 鹿
Cuál de los siguientes animales no pertenece al Wu Qin Xi¿(　　)
A. El tigre　　　　B. El oso
C. El caballo　　　　D. El ciervo

3　鸟戏是针对五脏中的（　　）进行编创的。
A. 心　　　　　B. 肺　　　　C. 肾　　　　D. 肝
Cuál órgano se beneficia del juego del ave¿(　　)
A. El corazón　　　　B. El pulmón
C. El riñón　　　　D. El hígado

4　下列五行与器官对应错误的是（　　）。
A. 金→肺　　　　B. 火→心
C. 木→肝　　　　D. 土→肾

Capítulo 1　Conocimientos teóricos

Cuál de estas relaciones entre Wuxing y el órgano es falsa¿（　　）

A. El oro→el pulmón　　　　　B. El fuego→el corazón

C. El árbol→el hígado　　　　　D. La tierra→el riñón

5　关于五禽戏，下列说法正确的是（　　）。

A. 五禽戏由华佗创编，目的只为治病。

B. 五禽戏是一种高强度的有氧运动。

C. 五禽戏只适合老年人练习。

D. 五禽戏强调呼吸，属导引养生范畴。

Cuál de las siguientes afirmaciones es correcta sobre Wu Qin Xi¿（　　）

A. Fue inventado por Hua Tuo sólo con propósito de curar enfermedades

B. Es un ejercicio aeróbico muy intenso

C. Sólo es recomendable para los adultos mayores

D. Pertenece al Tao Yin.

养生名人名言——

tián dàn xū wú　　zhēn qì cóng zhī　　jīng shén nèi shǒu　　bìng ān cóng lái
恬淡虚无，真气从之；精神内守，病安从来。

—— 《黄帝内经》

历史人物
Personaje histórico

华佗（约 145—208)
Hua Tuo (hacia145–208)

华佗是东汉末年著名的医学家。
他一生行医各地，声誉颇著，在医学
上有多方面的成就。他精通内、外、妇、
儿、针灸各科，尤擅外科，被后人称
为"外科圣手""外科鼻祖"。

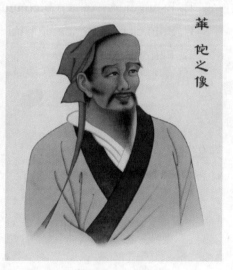

Fue un médico reconocido durante
los últimos años de la Dinastía Han
Posterior. Logró diversas hazañas
en el campo de la medicina en
distintos lugares de China. Era
experto en la medicina interna,
la ginecología, la pediatría, la
acupuntura y la cirugía, especialmente en esta última área por esta
razón fue llamado la "Mano divina de la cirugía" o "jerarca de la
cirugía".

Capítulo 1　Conocimientos teóricos

华佗很重视疾病的预防，强调体育锻炼以增强体质。他曾说过："是以古之仙者（长寿者），为导引之事，熊颈鸱顾，引挽腰体，动诸关节，以求难老。"意思是，人要像熊那样晃动脖子，像鸟儿一样转动眼睛，让腰身关节经常活动，才能长寿。这段话中的"熊颈鸱顾"，也是最早的关于"五禽戏"的文字描述。

Prestaba mucha atención a la prevención de las enfermedades e insistió en fortalecer la salud a través de los ejercicios físicos. Afirmó: "los que pudieron tener una larga vida en la antigüedad siempre hicieron Tao Yin, como mover el cuello como un oso, mirar como una grulla, mover la cintura y el cuerpo, mover las coyunturas para retardar su envejecimiento". Mover el cuello como un oso, mirar como una grulla es la primera descripción escrita en Wu Qin Xi.

华佗的医书虽然被全部焚毁，但他的学术思想却并未完全消亡，尤其是其中草药研究。后人多用"神医"称呼华佗，又以"华佗再世""元化重生"称誉医术杰出的医师，可谓影响深远。

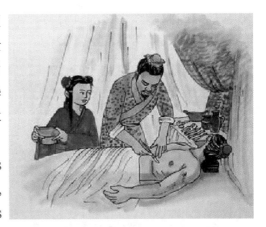

Aunque todos sus libros médicos fueron quemados, sus pensamientos académicos siguen vivos, especialmente en el estudio de la medicina tradicional de las plantas. Los discípulos generalmente lo llaman "médico divino" y a los médicos maestros se les llama "reencarnación de Hua Tuo". Por último, no es posible afirmar que la influencia que Hua Tuo dejó en la historia china no fuese significativa.

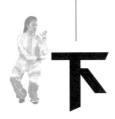

下篇

Capítulo 2

教学篇
Para la práctica

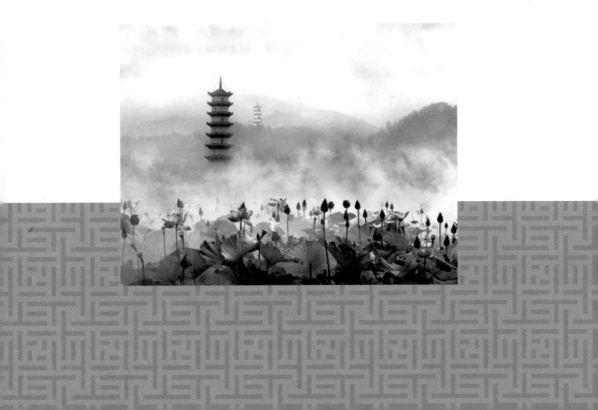

手型、步型和平衡
Posición de las manos, el paso y la balanza

1 虎 爪 **Mano del tigre**

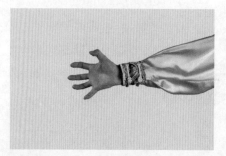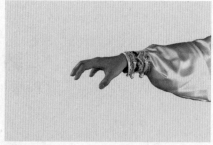

五指撑开，屈指内收，稍加力，掌心松空。

Se extienden los cinco dedos y se forman con un poco de fuerza un
círculo entre el pulgar y el dedo índice. Al mismo tiempo, se relaja el
centro de la palma de la mano.

Capítulo 2   Para la práctica

2   鹿 角 Cuerno del ciervo

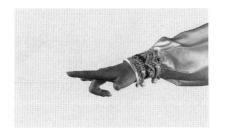 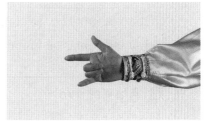

拇指、食指、小指伸直，中指、无名指屈指内扣，虎口打开。

El pulgar, el dedo índice y el dedo meñique se estiran rectos mientras el dedo medio y el dedo anular se encogen hacia adentro. Se alejan el pulgar y el dedo índice.

3   熊 掌 Palma del oso

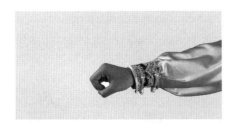 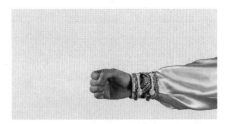

四指并拢内屈，拇指指腹压在食指指甲部位，虎口微撑。

La yema del pulgar se pone sobre la uña del dedo índice y los demás cuatro dedos se juntan hacia dentro y se encogen mientras forman un círculo entre el pulgar y el dedo índice.

4 猿 钩 Gancho del mono

屈腕，五指自然微弯，指腹捏拢。

Se encoge la muñeca, los cinco dedos se tuercen y las yemas se juntan.

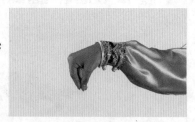

5 鸟 翅 Ala del ave

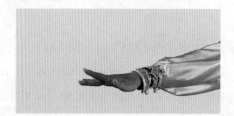 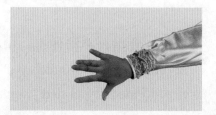

五指伸直、分开，拇指、食指、小指上翘，无名指、中指并拢下压。

Se tienden rectos y se separan los cinco dedos. El pulgar, el dedo índice y el dedo meñique se levantan hacia arriba, mientras el dedo anular y el dedo medio se juntan y se encogen hacia abajo.

6 握 固 Empuño

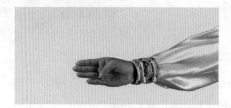 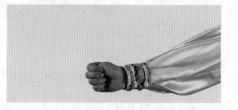

拇指按压无名指指根处，四指并拢内屈，收于掌心。

El extremo del pulgar toca y presiona la última coyuntura del dedo anular. Los otros cuatro dedos se encogen firmemente hacia el centro de la palma y forman un puño.

Capítulo 2   Para la práctica

7 弓 步 **Paso del arco**

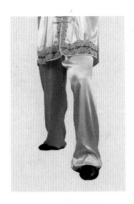 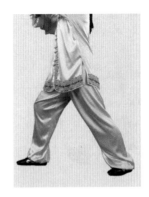

　　两腿前后分开约一腿长，横向距离约一脚长；前脚脚尖朝正前，前腿膝关节弯曲，呈屈蹲姿势，膝盖不过脚尖；后腿膝关节自然伸直，全脚掌着地，脚尖外开 45°。

Se separan longitudinalmente las piernas alrededor de la longitud de una pierna y se mantiene una distancia adecuada latitudinalmente alrededor de la longitud de un pie. El pie delantero da adelante y la pierna delantera se encoge formando un arco y la rodilla no pasa al extremo del pie. La pierna trasera se extiende recta naturalmente, mientras el talón empuja hacia abajo, Toda la palma del pie se pega al suelo y el extremo del pie se encoge un poco hacia afuera de 45 grados.

8　虚 步 Paso vacío

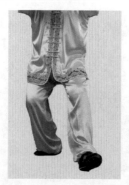 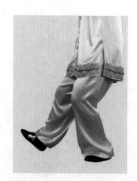

前脚脚跟着地，勾脚尖，微屈膝；后腿屈膝下蹲，脚尖外开45°，全脚掌着地；身体重心放于后腿。

El talón del pie se empuja hacia el suelo mientras el extremo de este pie se levanta lentamente, encogiendo un poco la rodilla; la pierna trasera se encoge al punto, el extremo del pie se orienta hacia afuera en 45 grados. Toda la palma del pie puede tocar el suelo. El centro de gravedad del cuerpo queda en la pierna trasera.

9　丁 步 Paso de J

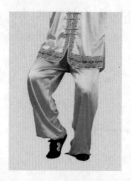 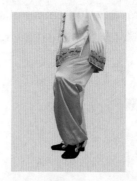

两脚左右分开，间距1~2横拳；两腿屈膝半蹲，左（右）脚脚跟提起，脚前掌虚点地面，位于右（左）脚脚心处，右（左）腿全脚掌着地踏实。

Se separan latitudinalmente los dos pies, dejando una distancia de 10 a 20 cm, mientras se toma una postura de sentadilla. Se levanta el talón del pie izquierdo (o derecho) con que el extremo de este pie se toca el suelo suavemente y queda al lado del tobillo del pie derecho (o izquierdo). La palma del pie derecho (o del izquierdo) se pega a la tierra firmemente.

10   提膝平衡 Balanza con levantar la rodilla

左（右）腿直立站稳，上体正直；右（左）腿在体前屈膝上提，小腿自然下垂，脚尖向下。

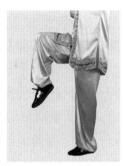

La pierna izquierda (o derecha) se estira recta y se para firmemente mientras el cuerpo superior se mantiene recto; la pierna derecha (o izquierda) se levanta delante del cuerpo con la parte inferior colgando en el aire naturalmente. Por último, el extremo del pie se orienta hacia abajo.

11   后举腿平衡 Balanza levantando la pierna trasera

右（左）腿蹬直站稳，左（右）腿伸直，向体后举起，脚面绷直，脚尖向下。

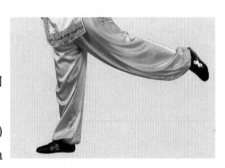

La pierna derecha (o izquierda) se extiende recta y se para firmemente. A continuación, la pierna izquierda (o derecha) se extiende hacia atrás. Por último, la palma del pie se extiende verticalmente.

预备势　起势调息 ①
Postura de inicio: regular la respiración para empezar

【要领与步骤】 Puntos clave y pasos

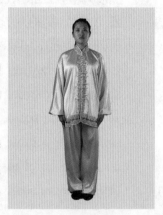

第一步：两脚并拢，中正站立；两臂自然伸直，两手垂放于身体两侧，十指舒展，中指指尖轻贴裤缝处；头正颈直，下颌微内收，舌尖轻触上颚；松胸实腹，眼睛平视前方。

Primer movimiento: Se juntan las piernas y se extienden rectamente; las manos quedan suavemente a los lados del cuerpo; se relaja el pecho y vientre; la cabeza y el cuello se extienden rectos; se encoge un poco la barbilla y con la lengua se toca la bóveda palatina; los ojos mirando al frente.

---

① 调息：气功四大要旨之一，又称"调整呼吸"。"调"有调和、调整、调理之意。调息的内涵是运用意识，通过调整呼吸使意气相合，以后天气换取先天气。

Regular la respiración: uno de los cuatro puntos fundamentales del Qigong, regular significa combinar, ordenar y aliviar, que consiste en usar la consciencia a regular la respiración para que el espíritu y el Qi se combinen, obteniendo el Qi natural por el Qi material.

Capítulo 2   Para la práctica

第二步：左脚向左侧开半步，约与肩同宽，自然站立；调匀呼吸，意守丹田。

Segundo movimiento: se da un paso hacia un lado con la pierna izquierda. Las dos piernas se mantienen a una distancia igual o superior a la de los hombros; se arrodilla lentamente y se levanta paulatinamente; regula la respiración y presta atención a Dantian.

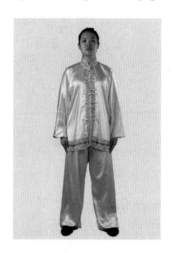

第三步：两臂外旋，上托至胸前膻中穴高度，掌心向上；眼睛跟随两手动作。

Tercer movimiento: las palmas de las manos se giran hacia arriba, se encogen un poco los codos y los brazos se levantan hasta la altura de Danzhong delante del pecho. Las miradas se fijan en las manos.

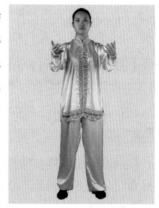

第四步：两臂屈肘内合，转掌心向下，按至腹前；眼睛平视前方。

Cuarto movimiento: se encogen los codos hacia adentro. Las palmas se orientan hacia abajo y se detienen delante del vientre con los ojos al frente.

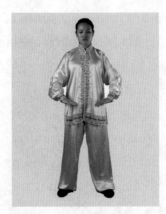

本势动作共做三遍。

Este movimiento se hace tres veces.

第二、三遍重复第三步、第四步动作。第三遍完成后，两手自然垂放收于身体两侧。

La segunda vez y la tercera vez se hace con el tercer movimiento y el cuarto. Cuando termina, las manos quedan a los lados del cuerpo naturalmente.

【要点提示】 **Puntos clave**

1. 动作柔和、连贯，速度均匀。

   Los movimientos deben ser suaves y fluidos con una velocidad constante.

2. 两臂的上提与下按，意在劳宫。

   Cuando levanta o baja los brazos, concentrarse en Laogong.

3. 配合呼吸，动作自然，上提吸气，下按呼气。

   Los movimientos deben ser naturales y se hacen con la respiración. Cuando levantas los brazos, aspira; cuando baja los brazos, espira.

【错误提示】　Errores frecuentes

1. 开步时，动作僵直，身体晃动。

   Cuando se separa el paso, los brazos y las piernas están rígidos y el cuerpo se menea.

2. 两臂提落路线直来直去，耸肩，扬肘，翻腕。

   La ruta de los brazos es recta; se encogen los hombros; los codos se orientan hacia arriba; las muñecas se voltean.

【动作功效】　Teoría y el efecto

排除杂念，调正身形，调顺气息，安定神志，快速进入练功状态。

Estos movimientos son para eliminar las ideas ajenas, estirar bien el cuerpo, regular la respiración, fortalecer la concentración para entrar más rápido en el estado de práctica.

【穴位认知】　Conocimientos sobre unos puntos acupunturales

1. 丹田：气功学中将丹田分为上丹田、中丹田和下丹田：上丹田为印堂；中丹田为膻中；下丹田特指肚脐下小腹部，约一掌大小，包括关元、气海、神阙、命门等穴位。中医中的丹田穴，位于肚脐下 2.5 寸，属任脉。

Dantian: se divide en tres partes: Dantian superior, llamado tambien Yintang; Dantian medio, que se conoce como Danzhong y Dantian bajo. El Dantian en la medicina china tradicional está a 2.5 cun(unidad de longitud. 1 cun=3.33 cm) más bajo del ombligo, perteneciendo al Meridiano. En el campo del ejercicio interior de Qigong, el Dantian bajo se refiere a los puntos acupunturales Guanyuan, Qihai, Shenque y Mingmen, entre otros, que están en la parte baja del ombligo, de extensión de más o menos una palma de la mano.

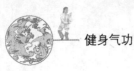
2. 膻 (dàn) 中：任脉上的穴位。在胸部正中线上，平第 4 肋间，两乳连线的中点。

Danzhong: el punto acupuntural en el Ren Meridiano que está en el pecho, justamente en el medio del pecho, en la cuarta costilla y está en el punto central de los dos pezones.

3. 劳宫：手厥阴心包经上的穴位。在手掌心，第 2、3 掌骨之间偏于第 3 掌骨，握拳屈指时中指尖处。在内功练习时，意守的主要穴位，是气功采气、纳气、托气等的重要位置。

Laogong: el punto acupuntural que pertenece al meridiano pericardio de la mano Jueyin. Está en el centro de la palma de la mano, entre el segundo y el tercer metacarpo, más cerca del tercer metacarpo, donde esté el punto del dedo medio cuando se empuña la mano. Durante la práctica de ejercicios interiores, los puntos acupunturales a los que se necesita prestar más atención también son los puntos importantes para respirar y contener la respiración.

第一戏　虎　戏
Primer juego, Juego del tigre

习练虎戏时要表现出虎的威猛气势，虎视眈眈。

虎戏，由虎举和虎扑两个动作组成。

Cuando se practica el juego del tigre, se debe mostrar la fuerza del tigre y su mirada detenida. Este juego está compuesto por dos movimientos: el levantamiento de la garra del tigre y el lanzamiento del tigre.

虎　举
El levantamiento de la garra del tigre

【要领与步骤】 Puntos clave y pasos

第一步：双臂前伸，自然伸直；掌心向下，十指伸直、外撑；随即屈指
　　　　成"虎爪"；目视双爪。

Primer movimiento: Se estiran los brazos naturalmente hacia adelante, las palmas de las manos se giran hacia abajo y los 10 dedos se estiran para luego encogerlos en forma de garra. Por último, las miradas se fijan en las manos.

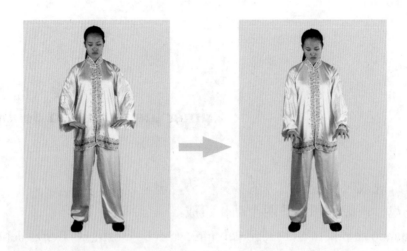

第二步：旋臂，由小指向拇指依次弯曲、内收，握拳；随后，两拳上提，
　　　　拳心相对，两拳距离同肩宽；眼随拳走。

Segundo movimiento: las manos se voltean hacia afuera y luego se
　　empuñan las dos manos desde el dedo meñique hasta el pulgar;
　　se levantan los dos puños por cada lado del cuerpo, alcanzando la
　　altura de los hombros y quedan cara a cara y con el mismo ancho
　　que los hombros. Las miradas se fijan en las manos.

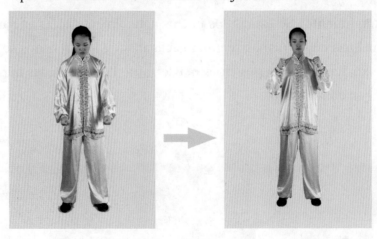

第三步：两拳上提至肩前时，缓慢松拳变掌，上举至头上方；随即，撑
掌变"虎爪"；眼看双爪。

Tercer movimiento: se levantan los puños lentamente sobre la cabeza y se
abren los dedos formando una garra. La mirada se mantiene fija a
las manos.

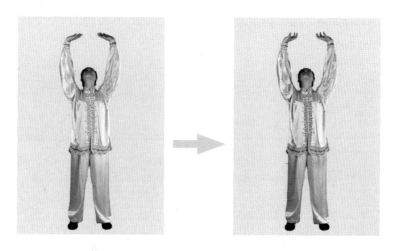

第四步：两臂外旋，手腕立起，屈指握拳，拳心相对；眼看双拳。

Cuarto movimiento: los brazos se voltean hacia
afuera y se encogen nuevamente los dedos
y se voltean las muñecas para que queden
cara a cara los puños. La mirada se fijan
en los puños.

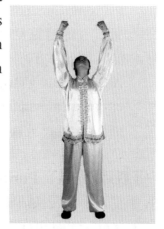

第五步：两拳下拉，拳距同肩宽；至肩前时，松拳变掌；随后，两掌下按，停于腹前，掌心向下；目视两掌。

Quinto movimiento: los puños se mantienen el mismo ancho que el hombro y se bajan a la altura del hombro y se extienden rectamente los dedos. Por último, las manos bajan lentamente, con las palmas hacia abajo, del pecho al vientre y se mantiene la mirada fija en las manos.

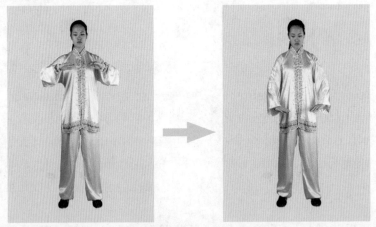

本势动作上下为一遍，共做四遍。

Estos movimientos se practican cuatro veces.

第二～四遍重复第二～五步动作。第四遍结束后，两手自然垂放于体侧，目视前方。

A la segunda y cuarta vez, sólo se repite el segundo movimiento hasta el quinto movimiento. Al terminar la cuarta vez, las manos se ponen naturalmente al lado del cuerpo con la mirada fija hacia el frente.

【要点提示】 Puntos clave

1. 手型、手法变换清晰、到位、连贯。

Los movimientos de la mano se cambian clara y sucesivamente.

Capítulo 2　Para la práctica

2. 两掌上托时，力达掌根，身体充分伸展；下拉时，沉肩坠肘，力贯双拳，脚趾抓地，气沉丹田。

Al alzar las manos, saque el pecho y contraiga el abdomen para estirar el cuerpo como si se levantara algo muy pesado. Al bajar las palmas contraiga el pecho y relaje el abdomen para conducir Qi al punto Dantian.

3. 手眼配合，协调一致。

Los ojos deben seguir los movimientos de las manos en todo momento.

4. 配合呼吸，自然顺畅。两掌上提与下拉时吸气，上举与下按时呼气。

Inhale al levantar las palmas y exhale al bajarlas.

【错误提示】　Errores frecuentes

1. 手型、手法变换模糊不清，松与紧变换不充分。

Los movimientos de la mano resultan confusos y no hay cambios en cuanto al ritmo de movimientos.

2. 身形不正。两掌上托、下拉时，身体松懈，前倾后仰。

El cuerpo resulta torcido y queda vacilando adelante y atrás cuando suben y bajan las dos palmas.

3. 两掌在上托、下拉时，距离过宽或过窄。

Cuando suben o bajan las dos palmas, la distancia entre las palmas resulta demasiado amplia o estrecha.

【动作功效】 Teoría y el efecto

1. 通过两掌的上托、下按，牵拉两胁，疏通三焦^①，调理脏腑机能。

   A través del movimiento de subir o bajar las palmas, expandir las dos costillas del cuerpo con el motivo de regular y mejorar la función de Sanjiao y los órganos.

2. 通过拳、掌、爪的变化，增强握力，刺激末梢神经，改善手三阴经、手三阳经的循环。

   A través de cambios del puño, la palma y la garra, se pueden fortalecer la fuerza de la mano y estimular los nervios periféricos mejorando la circulación en las articulaciones distales de los brazos.

① 三焦：三焦是中医藏象学中一个特有的名词，六腑之一，位于躯体和脏腑之间的空腔，包含胸腔和腹腔，人体的其他脏腑器官均在其中。三焦包括上焦、中焦和下焦，横膈以上内脏器官为上焦，包括心、肺；横膈以下至脐内脏器官为中焦，包括脾、胃、肝、胆等内脏；脐以下内脏器官为下焦，包括肾、大肠、小肠、膀胱。

Sanjiao: un nombre particular en la teoría de la Medicina Tradicional China, siendo uno de los seis órganos del cuerpo, está situado entre el cuerpo y los órganos internos, está formado por la cavidad torácica y la cavidad abdominal, los otros órganos del cuerpo también están dentro de él. Sanjiao incluye Shangjiao, Zhongjiao y Xiajiao. Los órganos arriba del diafragma se llaman Shangjiao incluidos el corazón y el pulmón; los órganos desde el diafragma al ombligo se llaman Zhongjiao incluidos el bazo, el estómago, el hígado y biliar; Xiajiao es la parte debajo del ombligo incluidos el riñón, el intestino grueso y delgado y la vejiga.

虎 扑
El lanzamiento del tigre

【要领与步骤】 **Puntos clave y pasos**

第一步：接前式（虎举）。两手空拳收于髋前；随后，两拳沿身体两胁向上摩运至肩上方；两膝微屈，上体微后展；眼睛看向前上方 30°～45° 方向。

Primer movimiento: se continúa con la postura anterior (el levantamiento de la garra del tigre). Se empuñan las dos manos, y se levantan por cada lado del cuerpo a la altura del hombro. Se doblan las rodillas y se extiende un poco el cuerpo hacia atrás. La vista al freten y arriba en entre 30 y 45 grados.

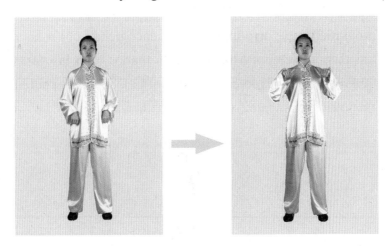

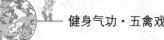
第二步：两手向额上方划弧变"虎爪"；随后上
体前俯，挺胸塌腰，双爪前扑，爪心向
下；眼睛平视前方。

Segundo movimiento: ambas manos, con los
dedos extendidos en las garras de tigre
y las palmas hacia abajo, están estiradas
hacia adelante y balanceadas en forma de
arco. Al mismo tiempo, la parte superior
del cuerpo se flexiona adelante sacando el
pecho, la cintura ajustada y la vista fija al
frente.

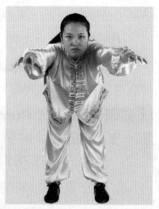

第三步：屈膝下蹲，松腰敛臀，上体坐立；同时，沉肩收臂于两膝外侧，
爪心向下，力达掌根；眼睛看向前下方。

Tercer movimiento: se arrodilla un poco encogiendo el pecho y el vientre,
al mismo tiempo. Mueve ambas manos, con las garras de tigre,
en un arco alineado con el exterior al lado de las rodillas y con las
palmas hacia abajo. La vista al frente y abajo.

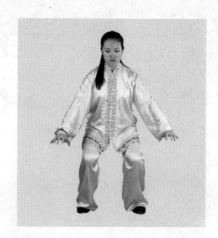

Capítulo 2   Para la práctica

第四步：挺膝，送髋，展腹，起身站立，上体微后仰；同时，"虎爪"
变空拳沿身体两胁向上提至肩前；目视前上方 30°~ 45° 方向。

Cuarto movimiento: después, estire ambas rodillas, mueva las caderas y el
abdomen adelante e incline la parte superior del cuerpo hacia atrás.
Las manos, formando puños vacíos, se levantan por los lados del
cuerpo hasta el nivel del pecho. La vista fija al frente (vistas frontal
y lateral)

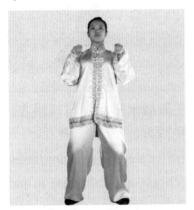
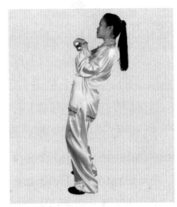

正面 (de frente)   侧面 (lateral)

第五步：右脚脚尖外展约 30°，左腿屈膝抬起后向前落步，脚跟着地，
成左虚步；同时，两臂划弧上举变"虎爪"后，上体前倾，两"虎
爪"向前下扑出，至大腿两侧，爪心向下；眼睛看向前下方。

Quinto movimiento: la pierna izquierda se levanta del suelo con la rodilla
flexionada y las manos levantadas. Entonces, muévala un paso
adelante para tocar el suelo con el talón. Al mismo tiempo, flexione
la rodilla derecha hasta agacharse para adoptar un paso vacío a la
izquierda y coloque las manos como garras del tigre y extiéndalas
adelante y abajo hasta la parte exterior de las rodillas con las
palmas y la vista hacia abajo.

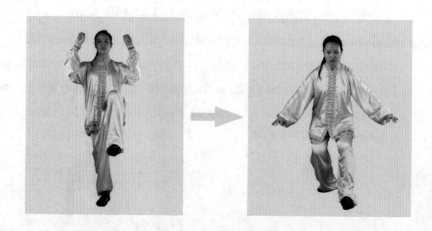

第六步：上体抬起，左脚收回，两脚还原成水平状，自然站立；两手自
　　　　然垂收于身体两侧；眼睛平视前方。

Sexto movimiento: luego recoja la pierna izquierda para adoptar la posición
preparatoria. Deje las manos colgar naturalmente al lado de los
muslos. La vista fija al frente.

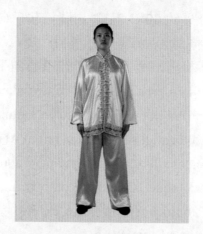

Capítulo 2   Para la práctica

第七~十二步：同第一~第六，但左右相反。

Las acciones de la séptima a la duodécima: repetir las acciones de la primera a la sexta, alternando las posiciones izquierda y derecha.

本势动作左右为一遍，共做两遍。

Hay que repetir dos veces respectivamente las acciones de ambos lados izquierdo y derecho.

第二遍结束后，做一次调息动作。方法：两掌经身体两侧45°方向向上举起，掌心斜向上，至与胸同高时，屈肘，内合，下按；眼睛平视前方。

Al terminar la segunda vez, levante las palmas frente al cuerpo hasta los lados del pecho, con las palmas hacia arriba y la vista fija al frente. Luego flexione los codos y gire las palmas hacia dentro y bájelas a los lados.

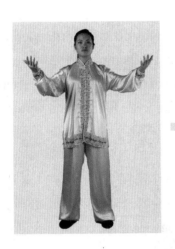 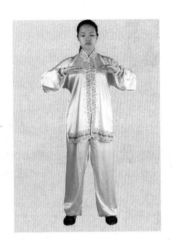

【要点提示】 Puntos clave

1. 虎扑前伸时，引腰向前水平拉伸，牵拉脊柱，节节打开；两臂用力前伸，手腕放平，力达两爪；两膝蹬直，臀部向后加力。

   Al inclinar el cuerpo adelante, los dos brazos deben estirarse lo más posible, con las caderas hacia atrás y la columna vertebral completamente extendida.

2. 第三步中，屈膝下蹲要配合含胸收腹，两手回收，宽度为两肩半，回落位置在膝前、脚后，约与腰同高。

   Durante la tercera acción, cuando flexione las rodillas para agacharse, con el pecho y el abdomen contraídos, mantenga las manos separadas de medio de los hombros antes de las rodillas y después de los pies hasta el nivel de la cintura.

3. 展体时，要按照由下向上的顺序连贯完成，即伸膝—送髋—挺腹—后仰，以脊柱带动四肢动作。

   En la extensión del cuerpo, el estiramiento de las rodillas, empuje las caderas y el abdomen hacia adelante, así, la inclinación del cuerpo atrás deben ejecutarse continua y coordinadamente, terminando las acciones de los brazos y las piernas según el movimiento de la columna vertebral.

【错误提示】 Errores frecuentes

1. 伸展不够充分，前伸时，猫腰、弯膝、屈肘。

   Extensión insuficiente del cuerpo, cuando se inclinan al frente, se agachan, se ponen con las rodillas flexionadas o los codos torcidos.

2. 虎扑提膝、落脚时，身体重心不稳或偏离。

   Durante la captura de la presa, el peso del cuerpo no es firme o está desviado cuando levantan la rodilla y bajan la pierna tocando el suelo.

3. 躯干动作不够圆活、连贯，或僵硬、呆板，或松懈、绵软。

   Los movimientos del cuerpo no son bastante flexibles o continuos, sino un poco rígidos o esponjosos.

【动作功效】　Teoría y el efecto

1. 虎扑动作注重脊柱的伸展与收放，尤其是向前的水平前扑动作，力在腰间，配合塌腰、挺胸、抬头前看，将脊柱各关节拉长，提高脊柱的柔韧性和活动范围，改善腰背部疾患。

   Los ejercicios de flexión y estiramiento desarrollan la flexibilidad de la columna vertebral, incrementan la agilidad y flexión y mantiene la curvatura normal de la columna vertebral, mejoran problemas de la cintura y la espalda.

2. 增强肩、背、腰、腿力量，对慢性疾病有改善作用，如肩周炎、腰肌劳损等。

   Fortalecen los músculos lumbares y de piernas, ayudando a prevenir y tratar problemas comunes de la cintura como el dolor muscular lumbar y la habitual distensión de la cintura.

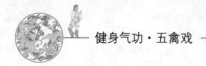
3. 疏肝理气，畅通经络^①，调和气血，调理任脉^②与督脉^③。

Activar los referidos meridianos y eliminar las obstrucciones que presenten, impulsando la circulación de Qi y sangre, y regulando el meridiano Renmai y Dumai.

---

① 经络：中医认为，经络是运行气血、联系脏腑和体表及全身各部的通道，是人体功能的调控系统。“经”有路径的意思，存在于机体内部，贯穿上下，沟通内外；“络”是“网络”，存在于机体的表面，纵横交错，遍布全身。

Los meridianos: según la medicina tradicional china, los meridianos funcionan como una canal para circular el Qi y la sangre, conectar los órganos con la apariencia y toda la parte del cuerpo, se trata de un sistema para regular las funciones del cuerpo para los seres humanos. "Jing", significa una ruta, está dentro del cuerpo, atravesando todo el cuerpo desde arriba hasta abajo y desde el interior hasta al exterior; "Luo", significa "red de conexiones", está en la apariencia del cuerpo cruzando verticalmente y horizontalmente por todo el cuerpo.

② 任脉：任脉为奇经八脉之一，起于胞中，下处会阴，向上行于胸腹正中到达咽喉，入口内，在龈交穴接于督脉，并络于两目下。任脉与六条阴经相连，称为“阴脉之海”，具有调节全身诸阴经经气的作用。

Renmai: uno de los ocho meridianos, desde el Baozhong en el abdomen bajo hacia arriba hasta el punto Huiyin, alcanza los genitales y asciende el abdomen atravesando el ombligo y el tórax, la garganta por el medio y llega al centro del mentón y se ramifica contorneando los labios por dentro, y conecta con Dumai. En fin asciende a Yinjiao. Se conecta con seis Yinjing, tiene el nombre de "el mar de meridiano yin", con la función de regular el Yin Qi de todo el cuerpo.

③ 督脉：督脉为奇经八脉之一，起于胞中，下处会阴，经尾闾，沿脊柱上行，至颈后风池穴进入脑内，沿头部正中线经头顶、前额、鼻至龈交穴止。

Dumai: uno de los ocho meridianos, desde el Baozhong en el abdomen bajo hacia arriba hasta el punto Huiyin, penetra en el coxis y sube en la línea sacro lumbar y luego penetra en el cerebro, y al mismo tiempo continua hasta al vèrtex yinxue de donde hay otra rama que penetra al cerebro por Fengchi. Atraviesa la frente, la nariz, el surco naso-labial y termina en Yinjiao que esta entre el frenillo del labio superior.

第二戏　鹿　戏
Segundo juego, juego del ciervo

习练鹿戏时，要模仿鹿轻盈安逸、自由奔放的神态。

鹿戏由鹿抵和鹿奔两个动作组成。

Cuando se practica el juego del ciervo, se debe imitar la gracia, agilidad y alegría del ciervo. Este juego está compuesto por el empujón del ciervo y la corrida del ciervo.

鹿　抵
El empujón del ciervo

【要领与步骤】 Puntos clave y pasos

第一步：屈膝微蹲，两掌变空拳；随后，重心右移，上体微右转，两拳经身体右侧自然上摆，拳心向下，两臂保持松沉，两拳约平肩高；同时，左脚经右脚内侧向左前方约45°上步，脚跟着地；眼睛看右拳。

Primer movimiento: flexione ligeramente las rodillas, con el peso del cuerpo descansando sobre la pierna derecha. Dé un paso adelante con el pie izquierdo pasando la parte interior del pie derecho, con el talón tocando el suelo. Al mismo tiempo, gire el cuerpo con suavidad a la derecha. Coloque ambas palmas en la posición de puños vacíos, y muévalos a la altura del hombro derecho con la base de los puños hacia abajo y la vista dirigida al puño derecho.

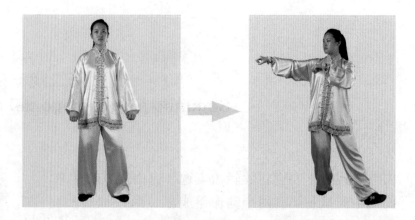

第二步：身体前倾约30°，重心落到左腿上，左膝弯曲，左脚尖外展约90°，全脚掌着地，右腿伸直，右脚全脚掌踏地，右脚尖朝向正前方；同时，空拳变"鹿角"，带动身体、两臂向左后方平转、后伸，右臂与头同高，大臂贴耳，左肘内收，轻抵左腰侧；两掌心向外，指尖朝后；头左转看右脚脚跟。

Segundo movimiento: mantenga recta la pierna derecha y flexione la izquierda, llevando el peso del cuerpo ligeramente adelante en 30 grados, y coloque los pies con firmeza en el suelo y gire el izquierdo hacia izquierda y mantenga el derecho hacia el frente. Al mismo tiempo, gire el cuerpo a la izquierda atrás y mueva ambos brazos hacia arriba hasta que el derecho toque la oreja y mientras el codo izquierdo baje y toque el lado izquierdo de la cintura a través de un arco después de asumir la pose de "cuerno de ciervo" en que las palmas se colocan hacia afuera y los dedos apuntan hacia atrás. Gire la cabeza hacia izquierda y la mirada se fija en el talón derecho.

Capítulo 2   Para la práctica

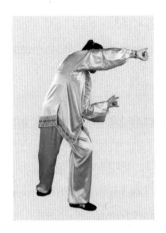

正面 (de frente)

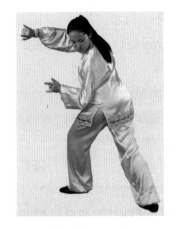

侧面 (lateral)

第三步：立腰起身，重心落于右腿，左膝自然
　　　　伸直，左脚脚尖抬起，左脚跟着地；
　　　　随后，身体右转，收左脚还原至站立，
　　　　两脚水平同肩宽；同时两臂松展，经
　　　　头上向右下划弧，鹿角变空拳下落至
　　　　两髋旁；眼睛看前下方。

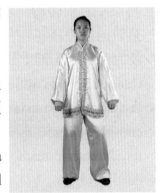

Tercer movimiento: extienda el cuerpo y la
rodilla izquierda cargando el peso del
cuerpo sobre la pierna derecha, y luego
gire el cuerpo a la derecha y recoja el pie
izquierdo para pararse con los pies separados. Al mismo tiempo,
mueva las manos hacia arriba y luego abajo al lado derecho en un
arco y forme los puños vacíos, que finalmente se dejan caer para
que cuelguen a los lados, con la vista al frente y abajo.

第四~六步：同第一~三步，但左右相反。

Cuarto-sexto movimiento：Como el primer-tercer movimiento, pero al revés.

本势动作左右为一遍，共做两遍。

Hay que repetir dos veces respectivamente las acciones de ambos lados izquierdo y derecho.

第二遍结束后，两手自然垂放于体侧，眼睛平视前方。

Al terminar la segunda vez, se ponen las manos naturalmente a cada lado del cuerpo con la mirada fija hacia el frente.

【要点提示】　Puntos clave

1. 腰部左右旋转时，与上步方向同侧的手臂，通过肘抵靠腰部动作有意识地加力挤压；另一侧手臂（上臂）借助腰部的拧转充分后伸，使大臂贴近头部（靠近耳侧）；同时，眼睛透过同侧大臂看后脚脚跟。

   Cuando se rota y flexiona lateralmente la cintura, el lado cóncavo de la cintura debe estar rígido, mientras que el lado convexo debe estar completamente estirado debido a la extensión atrás de los brazos levantados; al mismo tiempo debe mantenerse firmemente al fijar el talón del pie trasero.

2. 身体前倾角度30°~45°，头与后脚脚跟成一条直线；后脚踏实朝向正前，以固定下肢，加大腰腹部的拧转幅度，运转尾闾。

   Inclinar el cuerpo hacia delante entre 30°~45°, formar una línea con la cabeza y el talón del pie trasero; debe mantenerse firmemente el pie trasero hacia delante para incrementar el rango de rotación del abdomen y la cintura, activando el Weilü.

3. 动作配合呼吸，两臂上提时吸气，水平后伸时呼气。

   El ejercicio físico debe combinarse con el respiratorio: inhalar al levantar las palmas en un arco y espirar al extenderlas hacia atrás.

【错误提示】　**Errores frecuentes**

1. 前倾时，身体弯曲过大或后仰，未拔长；上步角度过大或过小；后脚脚跟离地，膝关节弯曲。

   Inclinar demasiado el cuerpo hacia delante o atrás sin nada de extensión del cuerpo; la rotación del paso es demasiado grande o pequeña; el talón del pie trasero no puede tocar el suelo con la rodilla demasiada flexionada.

2. 身体侧屈不充分，颈部不动，眼睛未看后脚脚跟。

   No poder ver el talón del pie trasero debido a la insuficiente flexión lateral del cuerpo.

【动作功效】　**Teoría y el efecto**

1. 提高脊柱及腰部的灵活性，增强腰部肌肉力量，防治腰部脂肪沉积、腰椎小关节紊乱等症。

   Mejorar la flexibilidad de la columna vertebral y la cintura, reforzar la potencia muscular de ésta, previniendo y tratando el deposité de grasa en la región lumbar y el desorden de la articulación de la cintura.

2. 中医有"腰为肾之府"之说，意思是人体的肾脏位于腰部，腰是肾的家、归宿。锻炼、保养腰部是调理肾脏功能最有效、最直接的办法。鹿戏是针对腰部也就是肾脏的专门性运动，长期练习可起到强腰补肾、强筋健骨的功效。

   La medicina tradicional china considera a la cintura como la casa del riñón. Después de activar el sacro, se debe fortalecer la cintura, nutrir los riñones y mejorar la función de los músculos y huesos.

【穴位认知】 **Conocimientos sobre unos puntos acupunturales**

尾闾：骶骨末节。

Weilü: El extremo distal del sacro.

鹿　奔
La corrida del ciervo

【要领与步骤】 **Puntos clave y pasos**

第一步：左腿屈膝上提，左脚尖勾起，前跨一步，落步屈膝成左弓步，
　　　　右膝伸直；同时，两手握空拳经两胁上提，向斜上方划弧后
　　　　落至肩前，松腕沉肘，两臂微弯，拳心向下；眼睛平视前方。

Primer movimiento: extienda la pierna izquierda adelante, con las rodillas flexionadas. Al mismo tiempo, después que ambas manos adoptan la forma de puños vacíos, se mueven arriba y adelante a través de un arco al nivel del hombro, las muñecas flexionadas se colocan separadas a la distancia entre los hombros, con las base de los puños hacia abajo. La vista fija al frente.

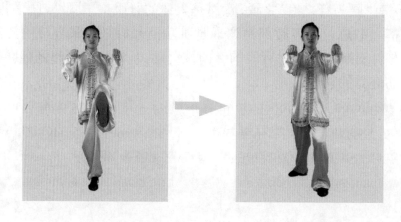

Capítulo 2   Para la práctica

第二步：重心后坐至右腿，右膝弯曲，臀部与右脚脚跟上下垂直，左膝
自然伸直，全脚掌着地；同时，低头顶背，含胸收腹，松腰敛
臀；两臂内旋前伸，两掌变"鹿角"，掌背相对，两腕相距一
拳宽。

Segundo movimiento: cargue la fuerza del cuerpo sobre el pie trasero
y flexione la rodilla derecha; extienda la rodilla izquierda,
manteniendo las plantas de ambos pies apoyadas en el suelo.
Flexione el cuello y la espalda adelante, con el abdomen contraído
y la cabeza mirando hacia abajo. Al mismo tiempo, realice medio
giro con ambas manos hacia dentro, de manera que quedan
extendidas hacia delante con sus partes dorsales frente a frente y
con una distancia de un puño para adoptar una pose de "cuerno de
ciervo".

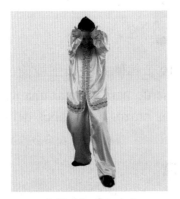

正面 (de frente)

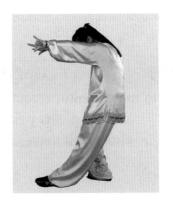

侧面 (lateral)

第三步：上体抬起，还原成左弓步；松肩沉肘，两臂外旋，"鹿角"变空拳，松腕沉肘，腕同肩高，拳心向下；眼睛平视前方。

Tercer movimiento: yerga la parte superior del cuerpo y cargue el peso del cuerpo adelante sobre la pierna izquierda, con la rodilla izquierda flexionada y la pierna derecha estirada; relaje los hombros, deje los codos caídos, rote los brazos lateralmente y cambie las manos de "cuerno de ciervo" a la de puños vacíos con la parte dorsal de las manos hacia arriba y la vista fija al frente.

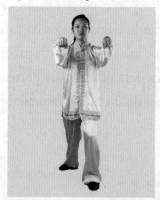

第四步：收左脚成开立步；松拳变掌收于体侧；眼睛平视前方。

Cuarto movimiento: recoja el pie izquierdo para adoptar una pose abierta; abra los puños y deje colgar los brazos a los lados del cuerpo. La vista fija al frente.

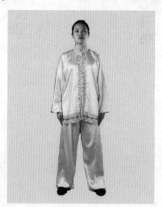

第五～八步：同第一～四步，但左右相反。

Quinto-octavo movimiento: Como el primer-cuarto movimiento, pero al revés.

本势动作左右为一遍，共做两遍。

Hay que repetir dos veces respectivamente las acciones de ambos lados izquierdo y derecho.

第二遍结束后，做一次调息动作。方法：两掌经身体两侧45°方向向上举起，掌心斜向上，至与胸同高时，屈肘，内合，下按；眼睛平视前方。

Al terminar el segundo ciclo, se levantan las manos por cada lado del cuerpo con la palma hacia abajo. Cuando están a la altura del pecho, Presionan las palmas hacia abajo y dejándolas colgar libremente a ambos lados del cuerpo con la vista hacia al frente.

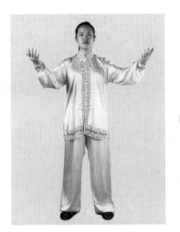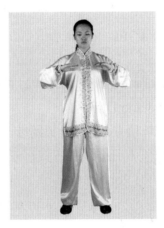

【要点提示】　Puntos clave

1. 提腿跨步要有弧度，抬腿高度平于髋部；跨大步落小步，落步时要轻灵，体现鹿的灵巧和安舒。

   Al dar un paso adelante, hágalo en arco hacia arriba y colóquelo suavemente sobre el suelo para mostrar el espíritu cómodo y tranquilo del ciervo.

2. 后坐时，形成"横"、"竖"两张弓。"横弓"动作在背部，做到两臂水平前伸，胸部内含，舒展肩胛；"竖弓"动作在躯干，做到头前伸，背部后拱，腹收缩，臀内敛。大椎向前向下扣，胸贴背，腹贴腰，两臂夹住耳侧；尾闾向前向上扣，突出命门，拉伸督脉。

   Al echar el peso de cuerpo hacia atrás, extienda los brazos adelante, contraiga el pecho y flexione la espalda para adoptar una forma parecida a una reverencia horizontal; entonces saque la cabeza adelante, la espalda un poco hacia atrás, el abdomen contraído y las caderas rígidas para adoptar una forma parecida de Dazhui a una reverencia vertical con la cintura y la espalda completamente extendidas; mantenga el sacro Wei lü hacia arriba y delante, Mingmen puede ser activado extendiendo el meridiano Dumai.

3. 配合呼吸练习。提膝跨步时吸气，落脚弓步时呼气；身体重心后坐时吸气，还原弓步时呼气。

   Práctica con una buena respiración. Inhale al dar un paso haciéndolo un arco y espire al colocarlo sobre el suelo.

【错误提示】　Errores frecuentes

1. 弓步动作两脚前后成一条线，重心不稳；后坐时，身体未完全落于后腿，前脚脚尖抬起，前膝弯曲或翘臀、塌腰，上体歪斜。

   Al tocar el suelo, se mantienen las piernas en una línea recta, lo que provoca la pérdida del equilibrio, de manera que la parte superior del cuerpo sufre alteraciones y resulta muy difícil de relajar. Al echar el peso hacia atrás, el centro de gravedad del cuerpo no queda en la pierna trasera, y estar con la parte delantera del pie levantada, la rodilla doblada, la espalda contraída y las caderas hacia arriba.

2. 脊柱变化不明显，未形成"横弓"与"竖弓"。

La forma "parecida a una reverencia horizontal" de la espalda y la "parecida a una reverencia vertical" del tronco no se ejecutan adecuadamente.

【动作功效】 Teoría y el efecto

1. "横弓"动作可充分舒展肩、背部肌肉、筋骨，促进血液循环，改善肩颈部位的慢性疾病或退行性病变；"竖弓"动作通过躯干的纵向开合，矫正脊柱不良弯曲，增强腰、背部肌肉力量。

"Los músculos de los hombros y la espalda pueden estirarse con la rotación media y la extensión hacia adelante de los brazos para prevenir y tratar la parálisis del hombro y el síndrome cervical. Adoptar una posición de la espalda "parecida a una reverencia" y contraer el abdomen pueden aumentar la fuerza de la cintura y la espalda para corregir la deformidad de la columna vertebral.

2. 该动作能有效提升人体督脉经气，振奋全身的阳气[①]。

Al dar pasos adelante, Dantian puede colmarse de Qi y al cargar el peso del cuerpo atrás, "mingmen" puede ser activado por Qi para comunicar el Qi congénito con el Qi posparto e impulsar la circulación de Qi a través del meridiano Dumai para activar el Qi masculino de todo el cuerpo.

---

① 阳气：源于《周易》，后渗透到宗教、哲学、医学等领域。阳气是生命的根本，是阳清之气，即指好的、有利于身体健康之气。

Qi masculino: concepto que viene del I Ching y dejó su influencia en los ámbitos como la religión, filosofía y la medicina, entre otros. El Qi masculino es la base de la vida que significa el Qi bueno para la salud.

【穴位认知】 Conocimientos sobre unos puntos acupunturales

1. **大椎**：督脉上的穴位，是手阳明大肠经、手太阳小肠经、手少阳三焦经、足阳明胃经、足太阳膀胱经、足少阳胆经与督脉的会穴（相交之处）。在后正中线上，第7颈椎棘突下凹陷处。

Dazhui：punto acupuntural del meridiano Du. Es el punto que combina el meridiano del intestino grueso Yangming de la mano, el meridiano del intestino delgado Taiyang de la mano, Shaoyang de la Mano-meridiano de Sanjiao, el meridiano del estómago Yangming del pie, el meridiano de la vejiga Taiyang del pie, Shaoyang del Pie-vesícula biliar y meridiano Du. Éste se encuentra sobre la línea media posterior del cuerpo y en la depresión en el séptimo proceso vertebral lumbar.

2. **命门**：督脉穴位。在后正中线上，第2腰椎棘突下凹陷中。简易取穴：肚脐正后方。

Mingmen：punto acupuntural del meridiano Du. Se ubica sobre la línea media posterior del cuerpo y en la depresión en el segundo proceso vertebral lumbar. Fácil para encontrar el agujero: está justamente en la espalda en la misma posición del ombligo.

第三戏   熊 戏
Tercer juego，juego del oso

习练熊戏时，要模仿熊憨厚沉稳、笨中显灵的神态。

熊戏由熊运和熊晃两个动作组成。

Cuando se practica el juego del oso, se debe imitar el comportamiento calmado y sereno del oso, así como su flexibilidad. Este juego está compuesto por dos movimientos: el movimiento del oso y el bamboleo del oso.

熊 运
El movimiento del oso

【要领与步骤】 Puntos clave y pasos

第一步：松膝沉髋微蹲，两掌变"熊掌"手型，
上提至小腹部，两腕轻贴小腹，拳眼
相对，眼看"熊掌"。

Primer movimiento: relaje las rodillas, deje las caderas caídas, y envuelva las manos. Se llevan las manos hasta la parte inferior del abdomen y se pegan las muñecas a esta parte suavemente. Los puños quedan ubicados frente a frente apuntando hacia adelante y con la vista fija hacia "las palmas del oso".

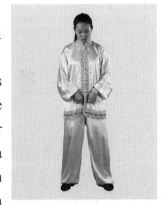

第二步：髋关节以下保持不动，腰、腹带动上体由右向左划立圆摇晃；
　　　　　同时，两"熊掌"以肚脐为中心，自正下向右上、正上、左下、
　　　　　正下方向顺势划圆，连续两圈；眼睛随上体摇晃环视地面。

Segundo movimiento: quedan inmóviles las articulaciones de las caderas.
La parte superior del cuerpo se bambolea dibujando un círculo
de la derecha a la izquierda según el movimiento de la cintura y
el abdomen. Al mismo tiempo, las "dos palmas de oso" dibujan
un circulo de abajo hacia arriba y hacia la derecha, y de arriba a
abajo y a la izquierda a justo abajo centrando el ombligo dos veces
sucesivamente. Los ojos miran el suelo según el movimiento de la
parte superior del cuerpo.

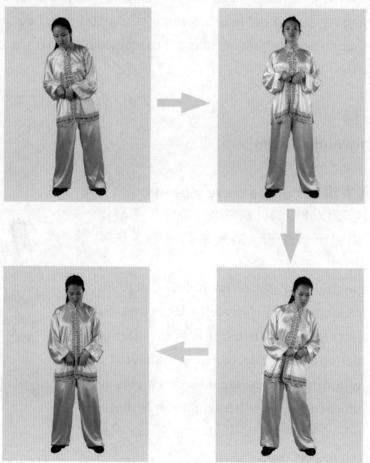

第三步：按照上一步动作要领，唯方向相反。

Tercer movimiento: Se realiza igual que el segundo movimiento con el sentido contrario.

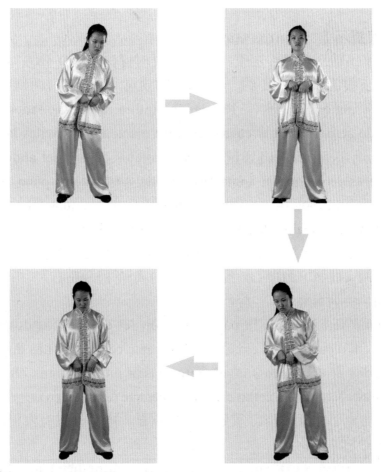

本势为原地定式动作，下肢不动，上体按照先顺（右）后逆（左）的顺序各摇晃两圈。

Estos movimientos se practican sin desplazarse, no se deben mover los miembros inferiores. La parte superior del cuerpo se bambolea dibujando un circulo según el sentido de la aguja del reloj dos veces y después se bambolea en el sentido contrario dos veces.

逆时针摇晃结束后，两手自然垂放于体侧，目视前方。

Al terminar este movimiento, las manos se ponen naturalmente al lado del cuerpo con la mirada fija hacia el frente.

【要点提示】　Puntos clave

1. "两个不动"。松腰、实腹、坐髋，摇晃时保持髋关节不动；两臂松沉，收于下腹部，两拳相距约一拳宽，拳眼相对，手指朝下，两臂保持不动。

   "Dos inmovilidades". Relajar la cintura, dejar las caderas caídas, cuando se bambolea el cuerpo se debe mantener inmóviles las caderas. Relaje y deje caídos los brazos y encójalos debajo del abdomen. Las muñecas deben quedar a una distancia del ancho de un puño. Los puños quedan ubicados frente a frente apuntando hacia adelante y los dedos quedan hacia abajo. Mantenga los brazos inmóviles.

2. 上体摇晃时，两拳因腰、腹部的摇晃做被动摩运，手腕部轻贴腹部，以神阙（肚脐）为中心，经丹田（下）、章门（左右）、中脘（上）划圆，协调自然。

   Cuando se bambolea la parte superior del cuerpo, los dos puños se mueven, dibujando un círculo naturalmente centrando. Las dos muñecas pegadas al abdomen suavemente, pasan por Dantian, Zhangmen y Zhongwan, teniendo como centro el Shenque (el ombligo).

3. 外导与内引相互作用。掌划立圆为外导，摇晃腰腹为内引，意念存于下丹田。

   El movimiento exterior e interior se afectan mutuamente. Los puños dibujando un círculo es el movimiento exterior, mientras que el bamboleo de la cintura y el abdomen es el movimiento interior. Se debe concentrar el pensamiento en Dantian.

4. 呼吸配合。一吸一呼为一圈，先吸后呼。

   Inhala primero y espira después, cada vez que se termina de inhalar y espirar se termina justamente de "dibujar un círculo".

Capítulo 2　Para la práctica

【错误提示】 Errores frecuentes

1. 两掌主动划圆或不动。

　　Los puños dibujan un círculo o no se mueven.

2. 膝、胯、腰等关节晃动，出现身体的前倾、后仰和左右转体。

　　Las articulaciones de la cintura, la cadera y las rodillas se bambolean y el cuerpo queda vacilando adelante o atrás. Se gira el cuerpo a la izquierda o a la derecha.

3. 目光平视或仰视，未跟随身体进行移动。

　　Se fija la mirada hacia adelante o hacia arriba sin seguir el movimiento de los puños.

【动作功效】 Teoría y el efecto

1. 摇晃上体，起到调理中焦[①]，加强脾、胃运化的功能。

　　Bambolear la parte superior del cuerpo, tiene la función de mejorar Zhongjiao, al mismo tiempo, puede mejorar la función del estómago y el bazo.

2. 防治人体慢性损伤，如腰肌劳损、软组织损伤；通过腰腹摇晃，可改善消化不良、食欲不振、便秘、腹泻等病症。

　　Se puede proteger y curar los daños crónicos del cuerpo, por ejemplo, el dolor muscular lumbar, el daño de los tejidos blandos. A través del bamboleo de la cintura y el abdomen, puede mejorar la indigestión, la pérdida del apetito, el estreñimiento y la diarrea, etc.

---

①　中焦：中焦为三焦之一。三焦的中部，指上腹部分，包括脾、胃及肝、胆等内脏。具有消化、吸收并转输水谷精微和化生气血的功能。

　　Zhongjiao: Es uno de Sanjiao. Se refiere a la parte superior del abdomen incluido el bazo, el estómago, el hígado y la vesícula biliar, etc. Tiene la función de absorber y transportar la nutrición para mejorar la salud.

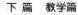

【穴位认知】 Conocimientos sobre unos puntos acupunturales

1. **神阙：** 任脉上的穴位，位于肚脐正中。

Shenque: punto acupuntural del Renmai, está en el centro del ombligo.

2. **章门：** 足厥阴肝经上的穴位。位于侧腹部，当第 11 肋游离端的下方。
简易取穴：屈臂向前，指尖抵肩，肘尖触及之处。

Zhangmen: está localizado al lado del abdomen, debajo de la costilla número 11. Puntos acupunturales simples: dobla el brazo hacia adelante y la punta del dedo toca el hombro, el lugar donde queda el codo está el Zhangmen.

3. **中脘：** 任脉上的主要穴道之一，位于人体的上腹部，前正中线上，肚脐上 4 寸。简易取穴：胸骨下端和肚脐连接线中点。

Zhongwan: es uno de los puntos acupunturales mas importantes en el vaso de la concepción, está localizado en la parte superior del abdomen, antes de la línea central a 4 cun del ombligo. Puntos acupunturales simples: El esternón inferior y el ombligo como punto medio.

熊　晃
El bamboleo del oso

【要领与步骤】 Puntos clave y pasos

第一步： 起身站立，以右腿为支撑，左髋关节主动上提，左脚离地；左膝、踝放松，自然微屈；两臂自然下垂，手型为"熊掌"；眼睛平视左前方。

Primer movimiento: se levanta el pie izquierdo, teniendo como soporte el pie derecho. Relaje la rodilla y el tobillo del pie izquierdo y dóblelos naturalmente. Las dos manos forman las palmas del oso sin doblar los brazos. Al mismo tiempo, se debe dirigir la mirada hacia la izquierda.

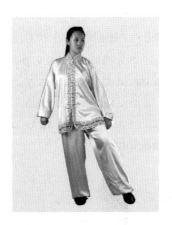

第二步：向身体左前方45°上步，落髋，脚尖朝正前，成左弓步；同时，
左肩顺势前靠，左臂内旋前摆至左膝前上方，拳心向外；右
拳内旋后摆至右髋高度，拳心向后；视线沿左拳方向自然前看。

Segundo movimiento: de un paso a la izquierda
con el pie izquierdo, cuyo extremo está
hacia adelante con el fin de formar un
paso de arco a la izquierda y deja las
caderas caídas. Al mismo tiempo, mueva
el hombro izquierdo hacia adelante,
realice un giro con el brazo izquierdo
hacia dentro y póngalo encima de la
rodilla izquierda con el dorso de la palma
hacia dentro. Después de girar el puño
derecho, póngalo a la altura de la cadera
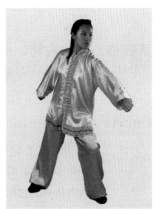
derecho con el dorso de la palma hacia delante. Dirija la mirada
naturalmente hacia la dirección del puño izquierdo.

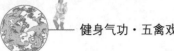
第三步：沉髋后坐，身体左转，右膝弯曲，左膝自然伸直；以腰带背、
臂做前后的弧形摆动；眼睛随身体转动自然平视。

Tercer movimiento: deje las caderas caídas y ponga el peso del cuerpo
atrás. Gire el cuerpo hacia la izquierda y encoja la rodilla derecha
mientras extiende la rodilla izquierda. Se debe bambolear la
espalda y el brazo hacia adelante y atrás regularmente en un arco
con la mirada hacia adelante.

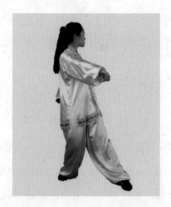

第四步：身体右转，重心前移，左腿屈膝，右腿伸直；同时，左臂内
旋前靠，左拳摆至左膝前上方，拳心向左，右拳摆至体后，
拳心向后；目视左前方。

Cuarto movimiento: ponga el peso del cuerpo
adelante y gire el cuerpo hacia derecha.
Encoja la rodilla izquierda y extienda la
pierna derecha. Al mismo tiempo, realice
un giro con el brazo izquierdo hacia
dentro. Mueva el puño izquierdo encima
de la rodilla izquierda con la base del
puño hacia izquierda y mueva el puño
derecho atrás del cuerpo con la base del
puño hacia atrás. Dirija la mirada hacia a
la izquierda.

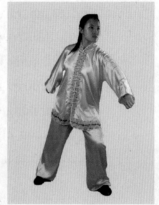

第五～八步：同第一～四步，但左右相反。

Desde el quinto movimiento al octavo movimiento：Se realiza igual al cuarto movimiento, pero con la mano contraria.

本势动作左右为一遍，共做两遍。

Hay que repetir dos veces las acciones respectivamente de ambos lados izquierdo y derecho.

第二遍结束后，做一次调息动作。方法：两掌经身体两侧45°方向向上举起，掌心斜向上，至与胸同高时，屈肘，内合，下按；眼睛平视前方。

Al terminar el segundo ciclo, regular la respiración una vez. Procedimiento: levante las palmas de las manos frente al cuerpo hasta los lados del pecho, con las palmas hacia arriba y la vista fija al frente. Luego flexione los codos y gire las palmas hacia dentro y bájelas a los lados.

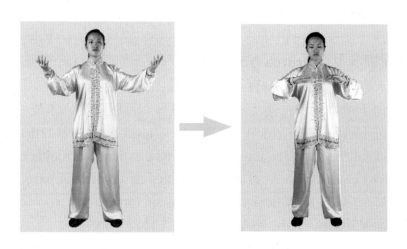

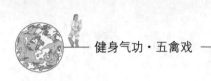

【要点提示】 Puntos clave

1. 上步动作，核心力量在腰腹部，以腰侧收缩带动髋部的上提与下沉；落步时，前脚掌要全脚踏地，松腰沉髋，弓步后腿自然伸直。

   En cuanto a la rotación del paso, use la fuerza de la cintura y el abdomen. A través del encogimiento de la cintura, realice el levantamiento y la caída de las caderas. Cuando coloca el pie sobre el suelo, pise con la planta delantera pegada totalmente al suelo. Relaje la cintura y deje las caderas caídas. Después de realizar un paso de arco, extienda las piernas naturalmente.

2. 上步脚脚尖朝正前，落步后两脚横向间距稍宽于肩，成弓步步型；以腰带动肩、背、手臂的运摆；上下肢协调一致。

   De un paso adelante con el extremo del mismo pie hacia adelante. Después de dar el paso, los pies se mantienen a una distancia igual o superior a la de los hombros, formando un paso de arco. Realice el movimiento de los hombros, la espalda y los brazos con el movimiento de la cintura. Y mueva los miembros con armonía.

【错误提示】 Errores frecuentes

1. 腰侧未收紧，髋关节没有上提动作或上提不充分，形成屈膝抬腿，主动向下伸膝落步；落步后，前腿僵直，后腿弯曲，未成弓步。

   Encoge mucho el costado y no levanta o levanta poco la articulación de las caderas. Se arrodilla, levanta las piernas, extiende la rodilla con mucho esfuerzo cuando coloca el paso. Después de colocar el paso, la pierna delantera está rígida y flexiona la de atrás sin formar "el paso de arco".

2. 前脚脚尖外撇或内扣，重心移动时，上体前俯后仰。

   El extremo del pie delantero se encoge un poco hacia afuera o adentro. Cuando cambia el peso del cuerpo, se flexiona adelante o atrás.

3. 上体不动，两臂做前后摆臂动作，没有内、外旋转。

   No mueve la parte superior del cuerpo. Bambolean los brazos adelante sin girarlos adentro ni afuera.

Capítulo 2   Para la práctica

【动作功效】 **Teoría y el efecto**

1. 通过提髋、落步、转体、摆臂，反复刺激与摩运人体脏腑器官，对肝、脾有特殊疗效，起到疏肝理气、调理脾胃的作用。

   El levantamiento de las caderas, colocar el paso, girar el cuerpo y bambolear los brazos, estimula el movimiento de los órganos. Tiene efecto curativo especial para el hígado y el bazo. Tiene la función de armonizar el hígado y el bazo así como coordinar los intestinos y el estómago.

2. 加强髂腰肌力量，提高髋关节周围肌肉的力量与活动范围。对老年人下肢无力、髋关节损伤、膝痛有改善作用。

   Fortalecen los músculos lumbares y los músculos alrededor de la articulación de las caderas. Puede mejorar la debilidad de los miembros inferiores, el desgaste de la articulación de las caderas y el dolor de las rodillas de los ancianos.

第四戏 猿 戏
Cuarto juego, juego del mono

习练猿戏时，要模仿猿的轻灵敏捷、左顾右盼的天性。

猿戏由猿提和猿摘两个动作组成。

Cuando se practica el juego del mono, se debe imitar la agilidad y mirar alrededor del carácter de los monos. Este juego está compuesto por dos movimientos: el levantamiento del mono y la recogida del mono.

猿 提
El levantamiento del mono

【要领与步骤】 Puntos clave y pasos

第一步：体前出掌，十指撑开，随即屈腕搓拢 ① 成"猿钩"。

Primer movimiento: ponga las palmas de las manos frente al cuerpo y estire lo dedos, encoja las muñecas "cuolong" formando un gancho del mono en seguida.

---

① 搓（cuō）拢（lǒng）："搓"，摩擦之意；"拢"，聚、合之意。

Cuolong: "cuo" significa frotar y "long" significa reunir juntos.

Capítulo 2   Para la práctica

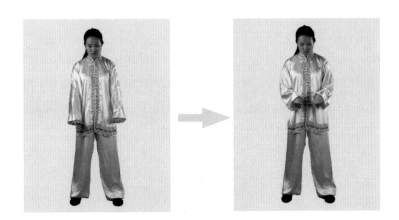

第二步：耸肩缩颈，两臂内裹，立腰收腹，提肛；两手腕上领提至胸前，
大小臂夹紧；同时上提脚跟，头左转，平视左方向。

Segundo movimiento: Se encogen los hombros y el cuello, se encierran los
brazos. Contraiga el abdomen y levante la cintura y las caderas.
Levante los brazos hasta el pecho y estréchelos. Al mismo tiempo,
levante el talón del pie, gire la cabeza hacia la izquierda con la
mirada igualmente hacia la izquierda.

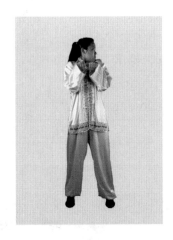

正面 (de frente)

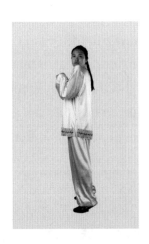

側面 (lateral)

第三步：转头回正，松肩落臂，松腹落肛，松钩变掌，指尖相对，掌心
向下；眼睛平视正前方。

Tercer movimiento: gire la cabeza hacia delante, relaje los hombros y el
abdomen, deje los brazos y caderas caídos. Abra los puños y deje
los extremos de los dedos frente a frente. Las palmas se orientan
hacia abajo con la vista fija al frente.

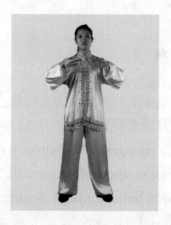

第四步：松臂落掌回于体侧，脚跟回落，全脚
掌着地；眼睛平视正前方。

Cuarto movimiento: relaje los brazos y deje las
manos colgar al lado de los muslos. Deje
el talón caído manteniendo las plantas
de ambos pies apoyadas en el suelo con
la mirada fija al frente.

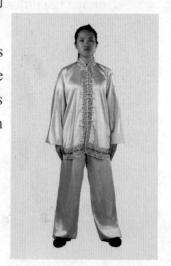

第五～八步：同第一～四步，唯头向右转。

Desde el quinto movimiento al octavo movimiento: se realiza igual a los primeros cuatro movimientos, pero con la dirección de giro de la cabeza contraria.

本势动作左右为一遍，共做两遍。

Hay que repetir las acciones dos veces respectivamente de ambos lados izquierdo y derecho.

第二遍结束后，两手自然垂放于体侧，眼睛平视正前方。

Al terminar la segunda vez, se ponen las manos naturalmente a cada lado del cuerpo con la mirada fija hacia el frente.

【要点提示】 Puntos clave

1. 掌变"猿钩"时，迅速搓拢，五指自然捏拢。

Cuando forma el gancho del mono, "cuolong" se debe realizar con rapidez y se juntan los cinco dedos naturalmente.

2. 上提动作遵循耸肩—收腹—提肛—脚跟离地—转头的顺序。

Los movimientos de levantar, escoger los hombros, contraer el abdomen, levantar las caderas, levantar el talón del pie y girar la cabeza deben ejecutarse continuamente.

3. "五升一降"。升，百会领带身体重心向上，肩、腕、裆、踝上提；降，颈部向下收缩。

"El levantamiento de cinco partes y la caída de una parte". El levantamiento: Baihui dirige el peso del cuerpo hacia arriba así como el levantamiento de los hombros, las muñecas, las caderas y el tobillo. La caída: se encoge el cuello.

4. "六个力"。上，重心上提；下，颈椎下降；左右，肩臂内收；前后，夹肘，手臂收于身前，团胸收腹，背部向后撑起。

"Seis fuerzas": hacia arriba, el levantamiento del peso del cuerpo; hacia abajo, la caída de las vértebras lumbares; hacia la izquierda y la derecha, el escogimiento hacia dentro de los hombros y los brazos; hacia adelante y atrás, la colocación de los codos pegados a las costillas y de los brazos frente al cuerpo; contraer el abdomen y el levantamiento de la espalda hacia atrás.

5. 动作配合提肛呼吸。上提时吸气，意在会阴；下按时呼气，放下会阴部。

Coordine bien el levantamiento de las caderas y la aspiración. Realice el levantamiento con la inspiración concentrando el pensamiento en Huiyin y realice la caída con la espiración con dejar el Huiyin.

【错误提示】 Errores frecuentes

1. 上提时，腹、臀、下肢未收紧，重心不稳，前后晃动。

Cuando se realiza el levantamiento, no se contrae el abdomen, las caderas ni los miembros inferiores del cuerpo. Provoca la pérdida del equilibrio y el cuerpo se mueve hacia adelante o atrás.

2. 耸肩不充分，团胸、夹肘不明显。

No se encogen los hombros, no se saca el pecho y tampoco se colocan los codos pegados a las costillas.

【动作功效】 Teoría y el efecto

1. "猿钩"的快速变化，可提高机体反应的灵敏性。

La rápida alteración del gancho del mono es bueno para mejorar la agilidad.

2. 提踵（踝关节）直立，可增强腿部特别是踝关节的力量，提高平衡能力。

El recto levantamiento de la articulación del tobillo, puede fortalecer los músculos de las piernas, especialmente las articulaciones del tobillo. Aumenta la habilidad de equilibrio del cuerpo.

3. 上提与下降，可增强呼吸，按摩心脏，改善脑部供血。

El levantamiento y la caída es benéfico para la aspiración, amasar el corazón y suministro de sangre al cerebro.

【穴位认知】 Conocimientos sobre unos puntos acupunturales

1.**百会**：督脉上的穴位，足太阳膀胱经与督脉的会穴（相交之处）。在头顶正上方，入前发际5寸。简易取穴：两耳尖之上连线的中点处。

Baihui: punto acupuntural del meridiano Dumai. Es el punto que combina el meridiano de la vejiga Taiyang del pie y Dumai. Está en el centro de la cabeza, 5 cun desde la frente. Fácil para encontrar el punto: dibuje una línea entre los dos extremos de las orejas y el promedio de esta línea es el punto.

2.**会阴**：任脉上的穴位，人体要穴。位于人体肛门和生殖器中间的凹陷处。会阴，顾名思义就是经脉阴气交会之所。

Huiyin: punto acupuntural del meridiano Ren, es un punto importante del cuerpo. En la depresión entre el ano y los genitales. Significa el lugar donde se concentra Yinjing y Qi de meridiano.

猿 摘
La recogida del mono

【要领与步骤】 Puntos clave y pasos

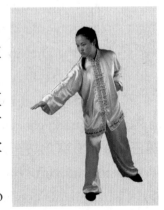

第一步：右腿屈膝，重心移至右腿，左脚向左后方撤步，脚尖外撇45°，脚尖点地；同时，屈左肘，左掌成"猿钩"收至腰间，合谷穴贴腰；右掌向右斜前下方自然前伸，掌心向下，眼睛随右掌伸出方向自然前看。

Primer movimiento: cargue el peso del cuerpo sobre la pierna derecha, con la rodilla derecha flexionada. De un paso hacia atrás con el pie izquierdo, con el extremo de este hacia la delantera izquierda y toque el suelo con el extremo del pie izquierdo. Al mismo tiempo, doble el codo izquierdo y coloque la mano izquierda con el Heguxue pegado a la cintura formando un gancho del mono. Extienda la palma derecha abajo hacia delantera derecha con la palma hacia abajo. Mire siguiendo el movimiento de la mano izquierda naturalmente.

第二步：重心后移至左腿上，左脚掌着地，右脚顺势收回，落于左脚内侧，脚前掌着地，成右丁步；同时，身体左转，右臂回摆至头左侧，掌心对太阳穴；眼睛先看右掌，成丁步时，再转头看向右前上方。

Segundo movimiento: cargue el peso del cuerpo sobre la pierna izquierda manteniendo la planta del pie izquierdo apoyada en el suelo. Recoja el pie derecho naturalmente y ubíquelo en el lado interior del pie izquierdo con la planta delantera del pie derecho apoyada en el suelo formando con este pie el paso en forma de J. Al mismo tiempo, gire el cuerpo hacia la izquierda y mueva el brazo derecho al lado izquierdo de la cabeza con la palma hacia el Taiyangxue. Primero mire la palma derecha y cuando forma un paso de J, gire la cabeza y mire arriba.

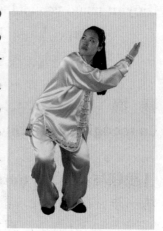

第三步：转右掌下按至左髋侧；眼看右掌。

Tercer movimiento: gira la palma derecha y ubíquela al lado de la cadera izquierda con la mirada hacia la palma derecha.

Capítulo 2 Para la práctica

第四步：右脚向右前 45° 上步起身，重心前移至右腿，右膝伸直，左腿随即自然收回，左膝蹬直，左脚脚尖点地；同时，右掌右上方划弧伸出，随即转体面向右 45° 方向，右臂横摆至右耳处提腕变"猿钩"，稍高于肩；左臂自然伸直，松钩变掌，由体后经头上向头前，提腕变"猿钩"，成采摘式；眼睛上看左手腕处。

Cuarto movimiento: levante el cuerpo dando un paso hacia la derecha con el pie derecho. Cargue el peso del cuerpo sobre la pierna derecha y extienda la rodilla derecha. Recoja el pie izquierdo naturalmente en seguida y extienda de forma recta la rodilla izquierda con el extremo del pie izquierdo tocado el suelo. Al mismo tiempo, extienda la mano derecha arriba hacia la derecha en forma de arco y gire el cuerpo hacia la derecha. Mueva el brazo derecho hasta la oreja derecha y levante la muñeca derecha formando un gancho del mono, la cual está un poco encima del hombro. Extienda el brazo izquierdo de forma recta naturalmente, relaje el gancho y muévalo desde atrás del cuerpo pasando sobre la cabeza hasta el frente de la cabeza formando un gancho del mono que es una postura de recoger, con la mirada hacia la muñeca izquierda.

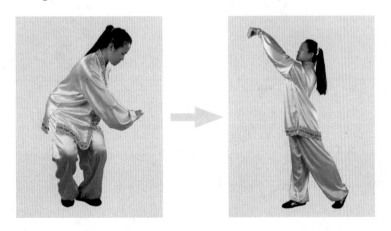

第五步：拇指内收，其余四指屈拢，左"猿钩"变"握固"手型；重心后坐至左腿，右脚收回，脚前掌着地，屈膝下蹲成右丁步；同时，左臂沉肩屈肘收至左肩侧，松拳变掌成托桃状，右臂伴随转体，松钩变掌，自然收至左肘下成捧托掌状。

Quinto movimiento: se debe hacia adentro el pulgar y los demás cuatro dedos se juntan y se encogen formando un empuño. Carga el peso del cuerpo sobre la pierna izquierda. Recoja el pie derecho con la planta delantera de este pie apoyado en el suelo. Se arrodilla formando un paso de J. Al mismo tiempo, deje caído el hombro izquierdo, flexione el codo izquierdo y ponga el codo izquierdo al lado del hombro izquierdo. Relaje los dedos como si sostuviera algo con la palma de la mano. Gire el cuerpo con el brazo derecho y mueva la palma derecha abajo del codo izquierdo formando una forma igual a la mano izquierda.

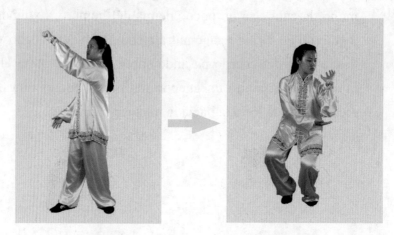

Capítulo 2   Para la práctica

第六～八步：同第一～五步，但左右相反。

Desde el sexto movimiento al octavo movimiento: Iguales al primer paso al quinto, sólo la izquierda y la derecha son al revés.

本势动作左右为一遍，共做两遍。

Este movimiento se realiza en la izquierda y la derecha respectivamente, en total 2 veces.

第二遍结束后，左脚向左横开一步，脚尖朝正前，两腿伸直，两手回至体侧，做一次调息动作。方法：两掌经身体两侧45°方向向上举起，掌心斜向上，至胸前高度，屈肘，内合，下按；眼睛平视前方。

Al terminar la segunda vez, mover el pie izquierdo un paso hacia la izquierda, las puntas de los pies apuntan hacia adelante, las dos piernas están rectas, y las dos manos vuelven al lado del cuerpo, luego se debe hacer un movimiento de regular la respiración una vez. Medio: cruzando los 2 lados del cuerpo, las dos palmas se levantan hacia arriba en un ángulo de 45°, se debe inclinar los centros de la palma hacia arriba hasta la altura del pecho y doblar los codos. Después cerrar las manos al centro y bajarlas. Los ojos miran hacia adelante.

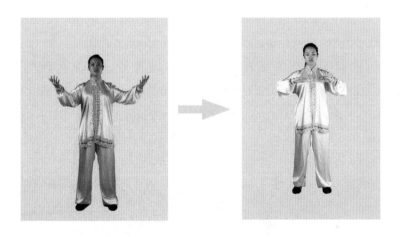

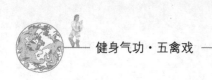
【要点提示】 Puntos clave

1. 眼随手动，表现出猿猴的灵活与机敏。要注意上下肢的协调配合。

Los ojos deben seguir los movimientos de las manos en todo momento para presentar la agilidad y la flexibilidad del mono. Prestar atención en la coordinación entre las extremidades superiores e inferiores.

2. 把握住猿猴的特点与特征。在后腿屈膝下蹲时，身体要团缩；蹬腿上步采摘时，身体要伸展、拉长。

Dominar las características y rasgos del mono. Cuando la pierna trasera se encoge al punto de que toda la palma del pie pueda tocar el suelo, deben encoger el cuerpo. Cuando patalean hacia arriba para recoger, deben extender y estirar el cuerpo.

3. 注意节奏的变化与劲力的收放。上步采摘时，掌变"猿钩"动作要稍加速度与力度；"猿钩"变"握固"要沉肩落臂；上手成托桃状时，掌指分开与屈蹲定势同步一致。

Cuidan el cambio de ritmo y la salida y el regreso de las fuerzas fuertes. Cuando patalean hacia arriba para recoger, cambiar la palma en el gancho del mono con más velocidad y fuerza. Y cuando el gancho se hace en empuño, necesitan bajar los hombros y dejar caer los brazos. Por último, cuando se sube la mano para asumir la pose de sostener un durazno, se debe coincidir el movimiento con la postura en cuclillas.

4. 注重模仿猿猴的神态，如左顾右盼、机敏善变、攀树折枝等。

Prestar atención en imitar el aspecto del mono, por ejemplo, mirar alrededor, siempre cambiar ágilmente, trepar a un árbol y romper las ramas, etc.

Capítulo 2　Para la práctica

【错误提示】 **Errores frecuentes**

1. 上下肢动作不一致。出现手快脚慢，或手慢脚快，以及无眼神配合等问题。

Los movimientos de las extremidades superiores no corresponden a los de las inferiores. Hay muchos problemas, por ejemplo, el movimiento de las manos es más rápido que el de los pies, o al revés, o las miradas son incorrectas.

2. 屈膝下蹲时，身体僵直或松懈；采摘时，两腿未伸直，重心在两腿中间。

Cuando doblan las rodillas, dan pasos hacia atrás y se acuclillan, el cuerpo está muy recto o muy aflojado. Cuando recogen, las piernas no están rectas, y el centro de gravedad no está en el centro de las piernas.

【动作功效】 **Teoría y el efecto**

1. 两手在体前由手掌快速变为"猿钩"，可刺激、调节手三阴经^①、手三阳经^②的经气，增强神经—肌肉反应的灵敏性。

Dejar las dos palmas cambiar en "el gancho de mono" frente al cuerpo rápidamente, pueden estimular y regular el Jingqi del meridiano de Sanyin y el de Sanyang de la Mano, también fortalece la flexibilidad de

---

① 手三阴经：手太阴肺经、手少阴心经和手厥阴心包经的总称，分布在手臂的内侧，属里，由胸走手，所以叫手三阴经。

El meridiano de Sanyin de la Mano: es el nombre general para el meridiano del Taiyin de la mano que combina Feijing (el meridiano del pulmón), el de shoushaoyin de la mano que se junta con el Xinjing (del corazón), y el de Shouqueyin que une Xinbaojing (el pericardio). Distribuidos por la parte interior del brazo, desde el pecho hasta la mano, por eso se llama el meridiano de Sanyin de la mano.

② 手三阳经：手阳明大肠经、手太阳小肠经和手少阳三焦经的总称，分布在手臂的外侧，属表，由手走头，所以叫手三阳经。

El meridiano de Sanyang de la Mano: es el nombre general para el meridiano del intestino grueso Yangming de la mano, el meridiano del intestino delgado Taiyang de la mano, Shaoyang de la Mano-meridiano de Sanjiao. Distribuidos por la parte exterior del brazo, desde la mano hasta la cabeza, por eso se llama el meridiano de Sanyang de la mano.

los nervios y los músculos.

2. 有利于颈部运动，促进和调节脑部的血液循环。

Es bueno para el movimiento del cuello, promueve y regula la circulación de la sangre de la mente.

3. "提吸落呼"的呼吸方式，有助于增强心肺功能，缓解气短、气喘等症状。

La forma de suspirar "levantar inhalación y caer exhalación" es favorable para fortalecer la función cardiaca y pulmonar, aliviar la falta de aliento, sibilancias y otros síntomas.

【穴位认知】 Conocimientos sobre unos puntos acupunturales

太阳：经外奇穴。眉梢与外眼角之间，向后约 1 横指凹陷处。

Tai Yang: punto acupuntural mágico fuera de los meridianos. Está en el centro de la punta de la ceja y la esquina exterior del ojo.

第五戏　鸟^①戏
Quinto juego, juego del ave

习练鸟戏时，要表现出鸟的轻盈身姿、优雅奔放的神韵。

鸟戏由鸟伸和鸟飞两个动作组成。

Cuando se practica el juego del ave se debe mostrar el encanto ligero, elegante, audaz del ave. Este juego está compuesto por la extensión del ave y el vuelo del ave.

鸟　伸
La extensión del ave

【要领与步骤】Puntos clave y pasos

第一步：屈膝微蹲，两掌前摆，叠于腹前，左掌
　　　　在上。

El primer movimiento: doblar las rodillas, acuclillarse un poco, poner las dos palmas delante　del cuerpo, apiladas al frente del abdomen, dejar la izquierda arriba.

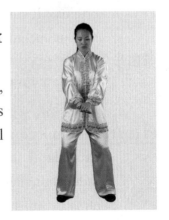

---

① 　鸟：取形于鹤。鹤给人以轻盈安详之感，寓意健康长寿。

　　Ave: la figura de la grulla. Este pájaro, ligero y sereno, significa la salud y longevidad.

第二步：两肘自然伸直，手臂由腹前向上举起，至头前上方，大臂贴耳，提腕压指，掌心向下，指尖向前；塌腰挺胸，缩颈提肩，上体微前倾；眼睛看向前下方。

El segundo movimiento: dejar los codos rectos naturalmente, los brazos se levantan desde el   frente del abdomen hasta la parte superior de la cabeza, se debe unir el brazo con las orejas, levantar la muñeca mientras se dejan las palmas hacia abajo y las yemas de los dedos hacia adelante; relaje la cintura, abulte el pecho, encoja el cuello, levante el hombro, y deje la parte superior del cuerpo ligeramente hacia delante; los ojos miran hacia abajo.

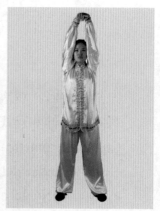

第三步：屈膝下蹲，还原；眼随手动。

El tercer movimiento: doblar las rodillas acuclillándose, y volver al estado original; los ojos deben seguir los movimientos de las manos en todo momento.

第四步：重心移至右腿；右膝蹬直，独立支撑，左腿伸直后摆；同时，两掌分于身体两侧后向体侧后方摆起，掌心向上，手型"鸟翅"；塌腰挺胸，抬头伸颈；眼睛平视前方。

El cuarto movimiento: se debe llevar el peso del cuerpo a la pierna derecha, extienda de forma recta la rodilla derecha y el cuerpo se sostiene independientemente, la pierna derecha debe estar recta y hacia atrás. Al mismo tiempo, las dos palmas están al lado del cuerpo, luego muévalas hacia atrás con el centro de las palmas hacia arriba, y la figura de la mano es "la ala de ave". Relaje la cintura y abulte el pecho. Levante la cabeza, y estire el cuello mirando hacia el

Capítulo 2　Para la práctica

frente.

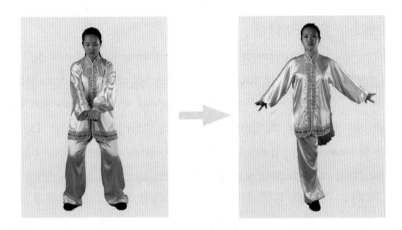

第五～八步：同第一～四步，但方向相反。

Quinto-octavo movimiento: Como el primer-cuarto movimiento, pero al revés.

本势动作左右为一遍，共做两遍。

Hay que repetir dos veces respectivamente las acciones de ambos lados izquierdo y derecho.

第二遍结束后，左脚下落，两脚开步站立，两手自然垂于体侧；眼睛平视前方。

Al terminar la segunda vez, relaje las piernas y separe los pies, debe poner las manos naturalmente a cada lado del cuerpo con la mirada fija hacia el frente.

【要点提示】　Puntos clave

1. 两掌腹前相叠，一般来说，高不过肚脐，低不过髋部，以舒适自然为宜。

　　Cuando las dos palmas se ubican al frente del abdomen, generalmente, no superan el ombligo y la cadera, una posición cómoda y natural es mejor.

2. 上举时，手掌并拢，手腕微上提，手指伸直；肩、颈、腰、臀要收紧，以刺激尾闾、命门、夹脊、大椎等穴；后腿摆起时，后膝伸直，后脚脚尖绷起，踝关节伸展。

Cuando se está en movimiento se deben poner las palmas de las manos juntas, poner un poco de fuerza en las muñecas, los dedos están rectos, los hombros, el cuello, la cintura y la cadera se deben apretar con el fin de estimular el punto acupuntural Weilü, Mingmen, Jiaji, Dazhui, etc. Cuando se mueven las piernas, la parte de atrás de la rodilla y la punta de los pies deben estar rectas, y se debe estirar la articulación del tobillo.

3. 两臂后摆时，身体向上拔伸脊柱成"反弓状"；手臂与腋下成45°。

Cuando los brazos se mueven hacia atrás, el cuerpo va hacia arriba, la columna vertebral debe estar en la figura del "arco contrario", y el ángulo entre el brazo y la axila es de 45 grados.

【错误提示】 **Errores frecuentes**

1. 平衡动作不稳，身体晃动。

La acción de equilibrio es inestable y el cuerpo se estremece.

2. 两掌后摆时，手臂未打开或展臂角度过大。

Cuando los brazos se mueven hacia atrás, el brazo no está abierto o el ángulo del movimiento del brazo es demasiado grande.

3. 起身展体动作，出现屈膝、折腕、耸肩。

Cuando se levanta y se extiende el cuerpo, se doblan las rodillas, giran las muñecas y se encogen los hombros.

Capítulo 2　Para la práctica

【动作功效】　**Teoría y el efecto**

两臂大开大合，可扩大胸腔容积，增强肺的呼吸功能，开胸顺气，改善慢性支气管炎、哮喘、肺气肿等病症。

Los movimientos de los brazos pueden expandir el pecho, aumentar la capacidad pulmonar, fortalecer la función respiratoria de los pulmones, mejorar la bronquitis crónica, asma, enfisema y otras enfermedades.

【穴位认知】　**Conocimientos sobre unos puntos acupunturales**

1. **夹脊**：在腰背部，第 1 胸椎至第 5 腰椎，棘突下旁开 0.5 寸，一侧 17 个穴位，左右共 34 个穴位。夹脊穴从属于督脉和足太阳膀胱经，与脏腑密切相关，是体内脏腑与背部体表相连通的点。

Jiaji: está en la cintura de la espalda, de la primera vértebra de tórax a la quinta vértebra lumbar, abajo y al lado de la apófisis espinosa a los 0.5 cun, cada lado hay 17 puntos, en total 34. Pertenece a Dumai y el meridiano de Pangguang (la vejiga) Taiyang del pie, tiene una relación estrecha con los órganos internos, y es el punto que une los órganos y la superficie de la espalda.

2. **大椎**：督脉上的要穴，是手三阳经、足太阳膀胱经、足少阳胆经与督脉的会穴。位于后正中线上，第 7 颈椎棘突下凹陷中。

Dazhui: Es muy importante en el meridiano Dumai, también es el punto que combina el meridiano de Sanyang de la mano, el meridiano de la vejiga Taiyang del pie, Shaoyang del pie-vesícula biliar y meridiano Dumai. Está sobre la línea media posterior del cuerpo y en la depresión en el séptimo proceso vertebral lumbar.

鸟 飞

El vuelo de ave

【要领与步骤】 **Puntos clave y pasos**

第一步：屈膝下蹲，两掌合于腹前，掌心斜向上；眼睛看向前下方。

El primer movimiento: doble las rodillas acuclillándose, las palmas se cierran frente al abdomen, la cara hacia el frente con la mirada baja.

第二步：右膝伸直，独立支撑；左腿提膝，脚尖下垂；同时，两臂伸展，体侧上摆至略高于肩，掌心向下，手型"鸟翅"；眼睛平视前方。

El segundo movimiento: la rodilla derecha debe estar recta, y el cuerpo se apoya independientemente; levante la rodilla de la pierna izquierda con la punta de pie hacia abajo; mientras tanto, mover las palmas hacia arriba en el costado horizontalmente, ligeramente por encima del hombro, la palma hacia abajo, la mano en forma de "ala de ave", los ojos miran hacia el frente.

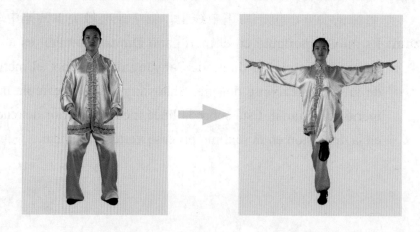

第三步：松膝下蹲，左脚尖点地，两腿屈蹲；同时，两掌还原腹前；眼睛看向前下方。

El tercer movimiento: relajar las rodillas, la punta del pie izquierdo toca el suelo, doble las piernas acuclillándose; mientras las palmas vuelven al frente del abdomen, la cara hacia el frente con la mirada baja.

第四步：右膝伸直，独立支撑；左腿提膝，脚尖下垂；同时，两臂伸展，体侧上摆至头顶上方，掌背相对，指尖向上；眼睛平视前方。

El cuarto movimiento: la rodilla derecha debe estar recta, y el cuerpo se apoya independientemente; levantar la rodilla de la pierna izquierda con la punta de pie hacia abajo; mientras tanto, se estiran los dos brazos hacia arriba hasta la cima de la cabeza, la parte dorsal de las palmas quedan frente a frente y los dedos apuntan hacia arriba. La vista hacia el frente.

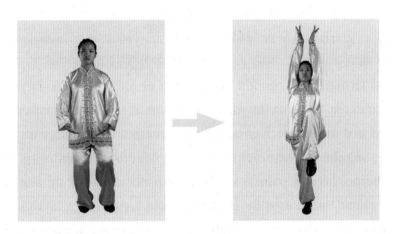

第五步：松膝下蹲，左脚着地还原，两腿屈蹲；
　　　　同时，两掌还原腹前；眼睛看向前下方。

El quinto movimiento: relajar las rodillas
acuclillándose, el pie izquierdo toca el
suelo completamente, doblar las piernas
acuclillándose; mientras las palmas
vuelven al frente del abdomen, la cara
hacia el frente con la mirada baja.

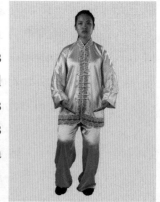

第六～九步：同第二～五步，但左右相反。

Desde el sexto movimiento al noveno
movimiento. Igual que los pasos 2~5, pero al revés.

本势动作左右为一遍，共做两遍。

Hay que repetir dos veces respectivamente las acciones de ambos lados
izquierdo y derecho.

第二遍结束后，起身站立，两脚尖朝正前，掌回体侧，做一次调
息动作。方法：两掌经身体两侧45°方向向上举起，掌心斜向上，至
与胸同高时，屈肘、内合、下按；眼睛平视前方。

Al terminar la segunda vez, mueva el pie izquierdo un paso hacia la
izquierda, la punta del pie hacia adelante, las dos piernas están rectas, y
las dos manos vuelven al lado del cuerpo, luego hacer un movimiento
de regular la respiración una vez. Medio: cruzando los 2 lados del
cuerpo, las dos palmas se levantan hacia arriba en un ángulo de 45°,
inclinar los centros de la palma hacia arriba hasta la altura del pecho
y doblar los codos. Después cerrar las manos al centro y bajarlas. Los
ojos miran hacia adelante.

Capítulo 2   Para la práctica

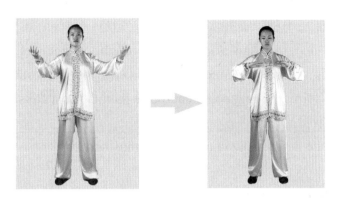

【要点提示】 Puntos clave

1. 两臂侧摆与上摆时，松肩沉肘，以根节（肩）带动梢节（腕指），动作舒展大方。

   Los brazos se levantan lateralmente hacia arriba, relaje los hombros y deje caer los codos, usar el hombro para iniciar la muñeca y dedos, debe haber un estiramiento generoso.

2. 手脚同起同落，左右对称；单腿支撑时脚趾抓地，百会上领，保持身体平衡。

   El movimiento de las extremidades superiores e inferiores debe ser sincronizado, y los movimientos de la izquierda y la derecha son simétricos; cuando se apoya en un solo pie, los dedos de los pies deben tener un buen agarre, se debe levantar el punto de acupuntura Baihui, y mantener el equilibrio del cuerpo.

3. 配合呼吸，上举时吸气，回落时呼气。

   Coincidir con la respiración, cuando se levanta inhalan, exhalan cuando se baja.

【错误提示】 Errores frecuentes

1. 两臂摆动时过于僵直或松懈。

   Cuando mueven los brazos, estos están demasiado rígidos o sueltos.

2. 平衡动作重心不稳，提膝脚脚踝过紧或勾起；身体前倾后仰。

El centro de gravedad no es estable cuando hacen el movimiento equilibrado, cuando levantan la rodilla, los tobillos están demasiado apretada o forma un gancho; el cuerpo se inclina hacia atrás o adelante.

3. 手型变化不明显。

El cambio de la figura de la mano no es muy obvio.

【动作功效】　Teoría y el efecto

1. 开胸顺气，强心健肺，提高血液含氧量及交换能力。

Extender el pecho puede ajustar el aliento, fortalecer el corazón y los pulmones, mejorar el contenido de oxígeno en la sangre y su capacidad de intercambio.

2. 鸟翅手型中，要求意念在拇指、食指上，可起到刺激手太阴肺经[①]及加强肺经经气流通的作用。

Al hacer la figura de mano "Ala del pájaro", debe concentrarse en el dedo pulgar y el índice, puede estimular el meridiano de pulmón Taiyin de la mano y facilitar el flujo del Jing Qi del meridiano Feijing (de pulmón).

3. 单腿提膝独立动作，可显著增强腰腹、下肢力量，提高人体平衡能力。

El movimiento solidario de levantar una rodilla de su pierna puede mejorar evidentemente las fuerzas de cintura, abdomen y extremidad inferior, y aumentar la capacidad del equilibrio del cuerpo.

---

① 手太阴肺经：十二正经之一，起于胸前中府穴，行于手臂内侧拇指端，止于大拇指指甲外少商穴，左右双穴，单侧 11 穴，共 22 穴。

El meridiano Feijing (de pulmón) Taiyin de la mano: uno de los doce meridianos de los órganos, inicia desde el punto acupuntural Zhongfuxue al frente del pecho, pasando por el punto del pulgar en el lado interno de la mano, hasta el Shaoshang xue, fuera de la uña del pulgar, en la izquierda y la derecha hay dos puntos, en cada lado hay 11, en total 22.

收势　引气归元
Postura final: regular la respiración para terminar

【要领与步骤】 **Puntos clave y pasos**

第一步：两掌侧上举，至头顶上方，意念在掌心。

Primer movimiento: ubicar las palmas de las manos en la parte de arriba de la cabeza, concentrándose en el centro de la palma.

第二步：两掌于体前下按至腹前；眼睛平视前方。

El segundo movimiento: las palmas se mueven al frente de abdomen pasando el frente del cuerpo; los ojos miran hacia frente.

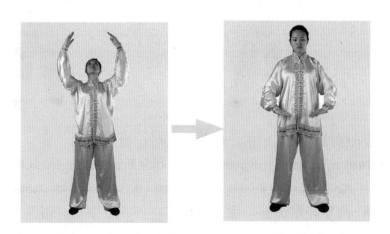

动作一、二反复三遍。

Hay que repetir tres veces el movimiento uno y dos.

第三步：两臂侧拉，体前划平弧，旋臂内收，掌心相对，与肚脐同高；眼睛平视前方。

El tercer movimiento: extienda los brazos al lado y haga un círculo frente al cuerpo con los brazos, gírelos hacia dentro y deje los centros de las palmas frente a frente en la altura de ombligo. Mire hacia al frente.

第四步：虎口交叉，并指叠掌；双目微闭，调息静养，意守丹田。

El cuarto movimiento: cruce las partes de la mano entre el pulgar y el dedo índice, junte los dedos y superponga las palmas. Se deben cerrar los ojos ligeramente, ajustar la respiración, mantener calma y concentrarse en Dantian.

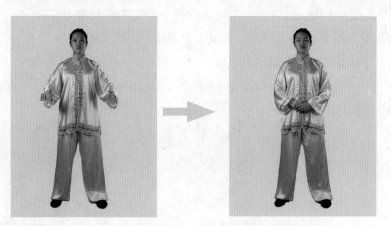

第五步：保持双目微闭状，静养片刻后，合掌搓热。

El quinto movimiento: mantener los ojos cerrados ligeramente, después de descansar por un momento, frotar las palmas de las manos.

第六步：两掌轻贴面部，由下颌向上、外、下摩运，浴面3遍。

El sexto movimiento: dejar la palma en la cara, al lavarse la cara se debe frotar con las palmas tres veces desde la mandíbula hacia arriba, fuera y abajo.

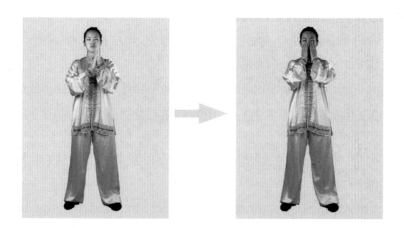

第七步：两掌经上额头向后以头顶、耳后、胸前顺序摩运下落，自然垂
于体侧；同时，缓慢睁开眼睛，平视前方。

El séptimo movimiento: las palmas caen a lo largo de la cima de la cabeza,
hasta la frente, pasando por la parte posterior de orejas y el pecho,
cayendo después naturalmente a cada lado del cuerpo, al mismo
tiempo, abrir los ojos poco a poco y mirar hacia el frente.

第八步：收左脚，并步，恢复成预备势动作。全套结束。

El octavo movimiento: cerrar el pie izquierdo, dejar los dos juntos y volver
a la postura del inicio. Todos los pasos se terminan.

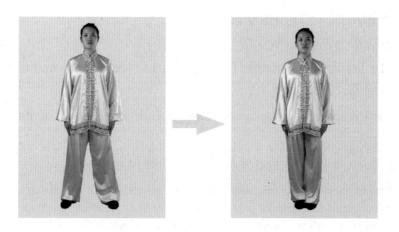

【要点提示】 Puntos clave

1. 动作配合呼吸和意念。上托时吸气，意在劳宫；下按时呼气，身体各部位松沉，意达脚底涌泉。

   Se levanta, inhalan concentrándose en Laogong; cuando se baja, exhalan y relajan todas las partes del cuerpo, concentrándose hasta Yongquan de la planta del pie.

2. 两掌合抱拢气动作，手臂先内旋再外旋，意将气息回收于丹田；动作自然流畅。

   Sobre el movimiento de abrazar y reunir el aire, se debe girar los brazos desde el interior primero, y luego desde el exterior, con el objetivo de dejar los alientos volver a Dantian; se debe hacer naturalmente y con fluidez.

【错误提示】 Errores frecuentes

1. 两臂运行速度过快或过慢。

   Mover los brazos muy rápido o muy lento.

2. 动作僵硬，手臂无旋动。

   Los movimientos son rígidos y no se giran los abrazos.

【动作功效】 Teoría y el efecto

1. 通过搓手、浴面，恢复常态。

   Frotar las manos y lavar la cara ayudan a volver a la normalidad.

2. 收气静养，培补元气 ①。

   Dejar los alientos volver y mantener la calma pueden aumentar el Yuanqi.

---

① 元气：由父母之精所化生之气。道家修炼者认为，元气是人体生命活动的根本能量，人刚出生时元气最为充足，元气耗尽时人的生命将走向尽头。

   Yuanqi: es la energía originada del Jing de los padres. En la práctica taoísta, Yuanqi es la energía fundamental para las actividades de la vida humana. Yuanqi es mayor al momento de nacer. Cuando lo agotan, significan llegar el final de la vida.

Capítulo 2　Para la práctica

【穴位认知】 **Conocimientos sobre unos puntos acupunturales**

涌泉：足少阴肾经上的穴位，人体最大阴穴，位于足底第 2、3 脚趾趾
　　　缝纹头与足跟中点连线的前 1/3 与后 2/3 交点处。

Yongquan: es el punto acupuntural del meridiano shenjing de riñón Shaoyin
del pie, es el mayor en el cuerpo humano y se sitúa en la planta del
pie. Este se encentra a un tercio de distancia entre el punto de la
mitad del segundo y tercer dedo del pie y el talón.

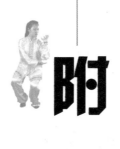

附录

Anexo

《中国健身气功对外技术等级评定办法（试行）》
《中国健身气功对外技术等级套段细则》
中国健身气功对外技术等级套段申报表（1—4 段）
Application Form of Sets and Duans for Overseas Technique Grading of China
Health Qigong(1-4 Duans)
人体经络穴位图
健身气功·五禽戏口令词

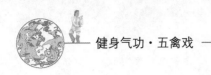
中国健身气功对外技术等级评定办法（试行）

（自 2007 年 1 月 1 日起施行）

第一条　为弘扬中国优秀传统文化，满足世界各国健身气功爱好者的需要，促进健身气功的国际交流，制定本办法。

第二条　凡习练健身气功的外籍人士均可申请获得健身气功对外技术等级。

第三条　健身气功对外技术等级实行申请批准制度，具体由中国健身气功协会组织实施。

第四条　申请获得健身气功段位者，必须热爱健身气功事业，文明习练，科学健身，注重功德修养，品德良好。

第五条　健身气功对外技术等级定为三级九段。

初级段位：一段、二段、三段；

中级段位：四段、五段、六段；

高级段位：七段、八段、九段。

第六条　申请获得健身气功段位者，必须参加由中国健身气功协会组织或授权组织的业务培训和考试。

第七条　健身气功段位考试由理论考试和功法技术考试组成。

（一）理论考试采取百分制，根据不同段位确定相应内容，考试方式采用笔试。

（二）功法技术考试划分为 A、B、C、D、E 五个档次，由中国健身气功协会确定的专家采用现场考试方式。

A 档标准：动作正确规范、身体协调、节奏顺畅，呼吸、意念及神态等方面体现了功法特点，习练要领表现正确；

B 档标准：动作比较正确，呼吸、意念能够配合，基本掌握功法习练要领；

C 档标准：动作基本正确，能够连贯完成整套功法；

D 档标准：能够基本完成整套功法；

E 档标准：不能完成整套功法。

第八条 申请获得健身气功段位，必须具备以下条件：

（一）申请获得健身气功一段段位必须具备：

参加一套健身气功功法教学培训和技术考试成绩达到 D 档。

（二）申请获得健身气功二段段位必须具备：

1. 获得健身气功一段段位证书满一年；

2. 参加教学过的第一套健身气功功法技术考试成绩达到 C 档，参加新教学的第二套健身气功功法技术考试成绩达到 D 档。

（三）申请获得健身气功三段段位必须具备：

1. 获得健身气功二段段位证书满一年；

2. 参加教学过的第一套健身气功功法技术考试成绩达到 B 档；参加教学过的第二套健身气功功法技术考试成绩达到 C 档；参加新教学的第三套健身气功功法技术考试成绩达到 D 档。

（四）申请获得健身气功四段段位必须具备：

1. 获得健身气功三段段位证书满一年；

2. 参加本段位健身气功理论考试成绩达到 60 分以上；

3. 参加教学过的第一套健身气功功法技术考试成绩达到 A 档；参加教学过的第二套健身气功功法技术考试成绩达到 B 档；参加教学过的第三套健身气功功法技术考试成绩达到 C 档；参加新教学的第四套健身气功功法技术考试成绩达到 D 档。

（五）申请获得健身气功五段段位必须具备：

1. 获得健身气功四段段位证书满两年；

2. 参加本段位的健身气功理论考试成绩达到 60 分以上；

3. 参加教学过的第二套健身气功功法技术考试成绩达到 A 档；参加教学过的第三套健身气功功法技术考试成绩达到 B 档；参加教学过的第四套健身

气功功法技术考试成绩达到 C 档。

（六）申请获得健身气功六段段位必须具备：

1. 获得健身气功五段段位证书满两年；

2. 参加本段位的健身气功理论考试成绩达到 60 分以上；

3. 参加教学过的第三套健身气功功法技术考试成绩达到 A 档；参加教学过的第四套健身气功功法技术考试成绩达到 B 档；

4. 在健身气功学术方面取得一定成绩；

5. 为健身气功推广普及做出一定贡献。

（七）申请获得健身气功七段段位必须具备：

1. 获得健身气功六段段位证书满三年；

2. 参加本段位的健身气功理论考试成绩达到 60 分以上；

3. 参加教学过的第四套健身气功功法技术考试成绩达到 A 档；

4. 在健身气功学术方面取得突出成绩；

5. 为健身气功推广普及做出突出贡献。

（八）申请获得健身气功八段段位必须具备：

1. 获得健身气功七段段位证书满五年；

2. 在中国传统养生文化研究或健身气功科研方面取得显著成绩；

3. 为推动健身气功的国际交流做出重大贡献。

（九）申请获得健身气功九段段位必须具备：

1. 获得健身气功八段段位证书满七年；

2. 在健身气功界具有极高国际威望并做出卓越贡献。

第九条　申请授予健身气功段位者，必须向中国健身气功协会提交：

（一）健身气功段位申请书；

（二）本人近期二寸免冠照片；

（三）已授予的健身气功段位证书；

（四）相应段位规定的学术、科研成果和对社会贡献的材料；

（五）申请人的推荐函；

（六）申请及评审费。

Anexo

第十条　健身气功理论考试、功法技术考试和品德鉴定合格者，经评审委员会同意后，由中国健身气功协会批准授予相应的健身气功段位。

第十一条　健身气功段位申请书和段位证书、证章由中国健身气功协会统一制作。

第十二条　在一个国家或地区为推动健身气功事业发展做出杰出贡献者，经中国健身气功协会审核批准可破格晋升。

第十三条　香港、澳门特别行政区和台湾地区、海外华侨申请获得健身气功段位者，可参照本办法执行。

第十四条　本办法由中国健身气功协会负责解释。

第十五条　本办法自公布之日起实施。

中国健身气功对外技术等级套段细则

　　第一条　为实施中国健身气功对外技术等级，理顺初始阶段的评定工作，依据《中国健身气功对外技术等级评定办法》（以下简称《办法》），根据中国健身气功的对外培训情况，特制定中国健身气功对外技术等级套段（以下简称套段）细则。

　　第二条　凡参加过四种健身气功培训并获得证书的外籍人士，均可申请套段。套段范围暂定为 1 至 4 段。

　　第三条　凡申请套段者，须参加中国健身气功协会组织的考试。

　　第四条　套段工作自 2007 年 8 月开始，至 2008 年 12 月结束。第一次套段考试确定为 2007 年 8 月 26 日，在北京进行。尔后的套段考试时间、地点将另行通知。

　　第五条　套段的功法技术考试内容为中国健身气功协会编创的健身气功·易筋经、健身气功·五禽戏、健身气功·六字诀、健身气功·八段锦（以下简称四种健身气功）；套段的理论考试内容为四种健身气功基础理论知识。

　　第六条　套段的功法技术考试和理论考试方法与标准，执行《办法》第七条相关规定。

　　第七条　套段所具备的条件，除不受获得证书的年度限制，均执行《办法》第八条的相关规定。

　　第八条　已获得中国健身气功协会培训结业证书者，认可已达到 D 档成绩，免予该档考试。

　　第九条　为推动健身气功事业发展做出杰出贡献者，执行《办法》第十二条规定，可在所申请套段考试成绩合格的基础上，经中国健身气功协会审核批准，破格晋升高一等级的段位。

　　第十条　参加套段考试成绩未达到标准的，按其实际成绩授予相应的段位。

第十一条 申请套段考试成绩合格者，由中国健身气功协会授予相应的段位证书。

第十二条 参加套段考试者，须向中国健身气功协会提交下列材料：

（一）中国健身气功对外技术等级套段申报表；

（二）本人近期二寸免冠照片 4 张；

（三）四种健身气功培训证书复印件；

（四）评审费（套一段、二段、三段交 50 美元，套四段交 60 美元）；

（五）申请破格晋级者的事迹材料。

第十三条 香港、澳门特别行政区和台湾地区、海外华侨申请获得套段段位者，可参照本细则执行。

第十四条 本细则由中国健身气功协会负责解释。

第十五条 本细则自公布之日起施行。

中国健身气功对外技术等级套段申报表（1—4段）

编号：

姓　名		性　别			照片
出生年月		国　籍			
申请段位		获得培训证书年限			
申报功法及考试档次					
练习年限		文化程度		职业	
电话/传真		E-mail:			
通信地址					
审批意见	（印章） 审批日期：　年 月 日				
备注					

Anexo

Application Form of Sets and Duans for Overseas Technique Grading of China Health Qigong (1–4 Duans)

Serial No：

Name		Gender		Photo
Date of Birth dd/mm/yy		Nationality		
Duan to apply		Years of acquiring training certificates		
Technique & exam level to apply				
Years of practice		Education	Occupation	
Tel/Fax		E-mail:		
Address				
Comments	（Seal） Approved： year month date			
Notes				

人体经络穴位图

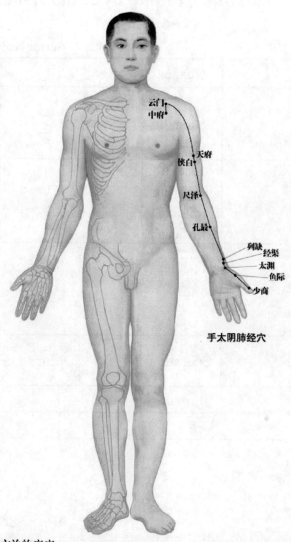

手太阴肺经穴

手太阴肺经预防及主治的疾病

呼吸系统疾病：各种急慢性气管炎、支气管炎、哮喘、咳嗽、咳血、胸痛。
五官疾病：急慢性扁桃体炎、急慢性咽炎、咽痛、鼻炎、流鼻血。
其他疾病：经脉所过的关节屈伸障碍、肌肉疼。

Anexo

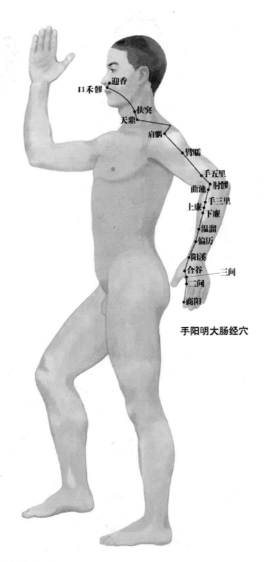

口禾髎
迎香
扶突
天鼎
肩髃
臂臑
手五里
曲池
肘髎
上廉
手三里
下廉
温溜
偏历
阳溪
合谷
三间
二间
商阳

手阳明大肠经穴

手阳明大肠经预防及主治的疾病

呼吸系统疾病：感冒、支气管炎、发烧、头痛、咳嗽。
头、面部疾病：头痛、面神经炎、面肌痉挛、面瘫、牙痛、麦粒肿、结膜炎、耳鸣、耳聋、三叉神经痛、鼻炎、鼻塞。
其他疾病：颈椎病、皮肤瘙痒、神经性皮炎、荨麻疹、经脉所过的关节活动障碍。

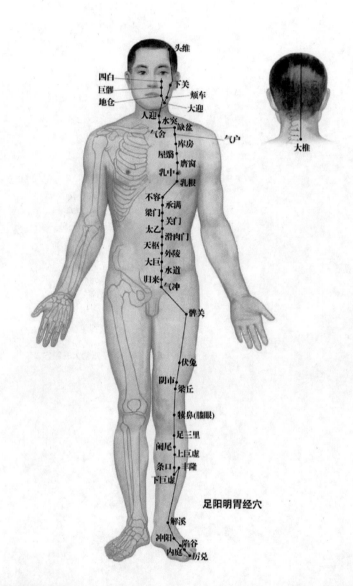

足阳明胃经穴

足阳明胃经预防及主治的疾病

消化系统疾病：小儿腹泻、胃胀、胃下垂、急性胃痉挛、胃炎、胃神经官能症、胃及十二指肠溃疡、
　　　　　　　消化不良、食欲不振、便秘、泄泻、痢疾、胃肠蠕动过慢。
头、面部疾病：痤疮、黄褐斑、头痛、眼痛、牙痛、面神经麻痹、腮腺炎、咽炎。
其他疾病：中风偏瘫后遗症、慢性阑尾炎、乳腺增生、白细胞减少症、经脉所过的关节肌肉病。

Anexo

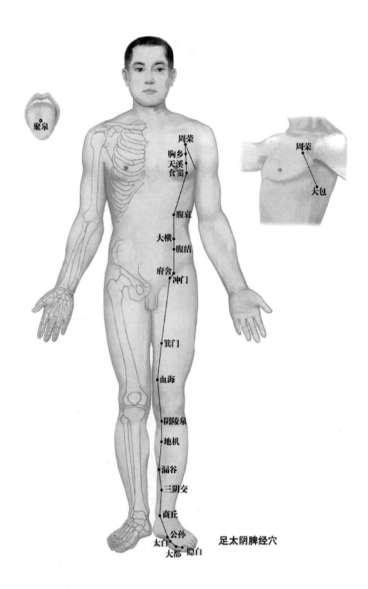

足太阴脾经穴

足太阴脾经预防及主治的疾病

消化系统疾病：消化不良、泄泻、痢疾、便秘。
妇科疾病：痛经、月经不调、闭经、月经提前或错后、盆腔炎、附件炎。
男科疾病：急慢性前列腺炎、水肿。
其他疾病：周身不明原因疼痛、关节炎、经脉所过的肌肉软组织疾病。

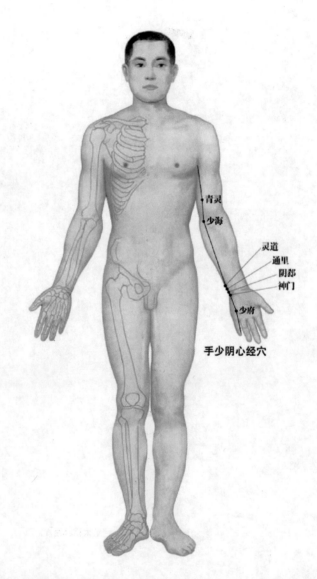

手少阴心经预防及主治的疾病

心血管疾病：冠心病、心绞痛、心动过缓、心动过速、心肌缺血、心慌。
精神疾病：失眠健忘、神经衰弱、精神分裂、癫痫、神经官能症。
其他疾病：经脉所过的肌肉痛、肋间神经痛。

Anexo

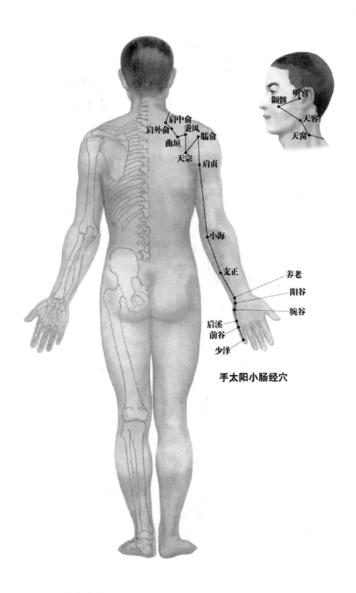

手太阳小肠经穴

手太阳小肠经预防及主治的疾病

五官疾病：咽痛、眼痛、耳鸣耳聋、中耳炎、腮腺炎、扁桃体炎、角膜炎、头痛。
其他疾病：腰扭伤、肩痛、落枕、失眠、癫痫、经脉所过的关节肌肉痛。

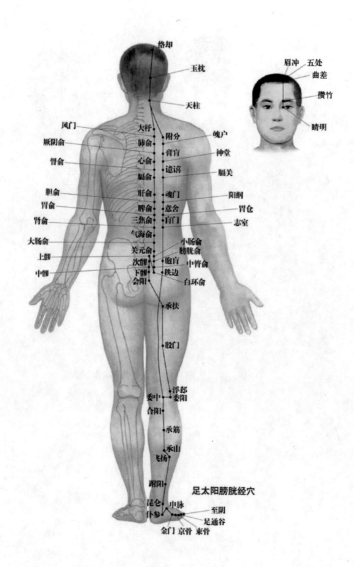

络却
玉枕
天柱

眉冲 五处
曲差
攒竹
睛明

风门
大杼 附分 魄户
肺俞 膏肓 神堂
厥阴俞 心俞 譩譆 膈关
肾俞 膈俞
肝俞 魂门 阳纲
胆俞 胆俞 阳纲
胃俞 脾俞 意舍 胃仓
肾俞 三焦俞 肓门 志室
气海俞
大肠俞 关元俞 小肠俞 膀胱俞
上髎 次髎 胞肓 中膂俞
中髎 下髎 秩边 白环俞
会阳

承扶

殷门

浮郄
委阳
委中
合阳

承筋

承山
飞扬

跗阳

足太阳膀胱经穴

昆仑 申脉 至阴
仆参 足通谷
金门 京骨 束骨

足太阳膀胱经预防及主治的疾病

呼吸系统疾病：感冒、发烧、各种急慢性支气管炎、哮喘、肺炎。
消化系统疾病：消化不良、腹痛、痢疾、胃及十二指肠溃疡、胃下垂、急慢性胃肠炎、肝炎、胆囊炎。
泌尿生殖系统疾病：肾炎、阳痿、睾丸炎、闭经、月经不调、痛经、盆腔炎、附件炎、宫颈糜烂。
其他疾病：失眠、腰背痛、坐骨神经痛、中内后遗症、关节炎、经脉所过的肌肉痛。

Anexo

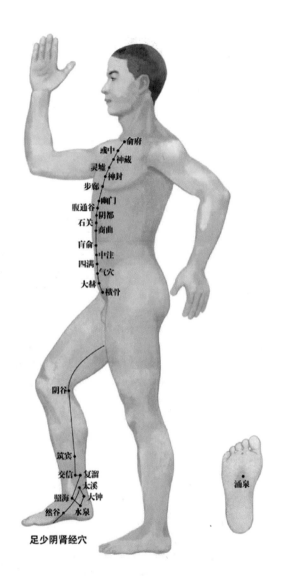

足少阴肾经穴

俞府
彧中　神藏
灵墟　神封
步廊
幽门
腹通谷　阴都
石关　商曲
肓俞　中注
四满　气穴
大赫　横骨
阴谷
筑宾
交信　复溜
太溪
照海　大钟
然谷　水泉
涌泉

足少阴肾经预防及主治的疾病

泌尿生殖系统疾病：急慢性前列腺炎、阳痿、早泄、遗精、术后尿潴留、睾丸炎、痛经、月经不调、盆腔炎、附件炎、胎位不正、各种肾炎、水肿。
头、面部疾病：头痛、牙痛。
其他疾病：消化不良、泄泻、耳鸣耳聋、腰痛、中风、休克、经脉所过的各种关节肌肉软组织病。

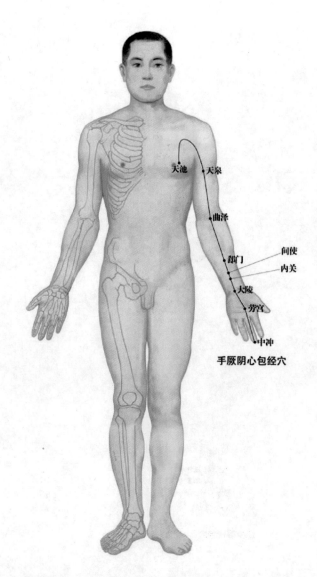

天池　天泉

曲泽

郄门　　间使
　　　　内关

大陵
　　劳宫

中冲

手厥阴心包经穴

手厥阴心包经预防及主治的疾病

心血管系统疾病：心慌、心动过缓、心动过速、心绞痛、心肌缺血、胸闷。
其他疾病：恶心、呕吐、抑郁症、中暑、休克、小儿惊风、胃痛胃胀、经脉所过的关节肌肉痛。

Anexo

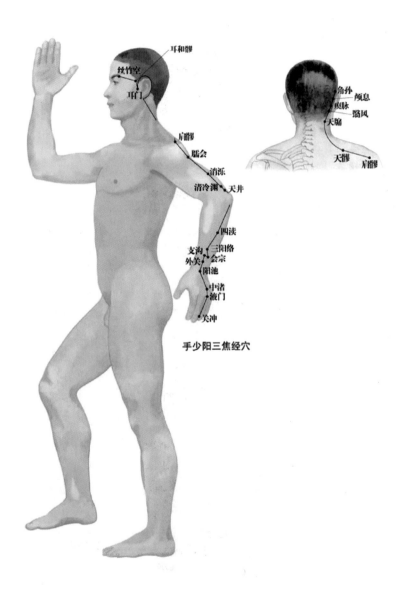

耳和髎
丝竹空
耳门
肩髎
臑会
消泺
清冷渊
天井
四渎
三阳络
支沟
会宗
外关
阳池
中渚
液门
关冲

角孙
颅息
瘈脉
翳风
天牖
天髎
肩髎

手少阳三焦经穴

手少阳三焦经预防及主治的疾病

五官疾病：耳鸣耳聋、腮腺炎、偏头痛、面神经炎、面肌痉挛。
其他疾病：肋间神经痛、便秘、感冒、中风后遗症、肘关节屈伸不利、经脉所过的关节和肌肉软组织病。

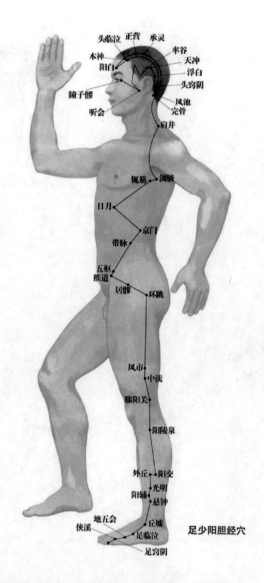

足少阳胆经穴

足少阳胆经预防及主治的疾病

肝胆疾病：急慢性胆囊炎、胆绞痛、各种慢性肝炎。
头、面部疾病：头昏、偏头痛、面神经炎、面神经麻痹、耳鸣耳聋、近视。
其他疾病：感冒、发热、咽喉肿痛、肋下痛、经脉所过处的肌肉痛。

Anexo

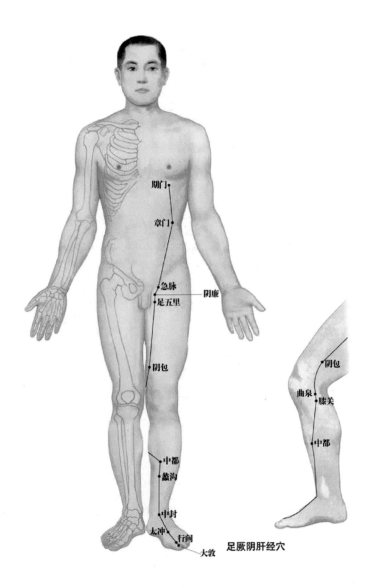

期门

章门

急脉
阴廉
足五里

阴包

中都
蠡沟

中封
太冲
行间
大敦

阴包

曲泉
膝关

中都

足厥阴肝经穴

足厥阴肝经预防及主治的疾病

生殖系统疾病：痛经、闭经、月经不调、盆腔炎、前列腺炎、疝气。
肝胆疾病：各种急慢性肝炎、急慢性胆囊炎、肝脾肿大、抑郁症。
其他疾病：头顶痛、头晕眼花、各种眩晕、癫痫、胃痛。

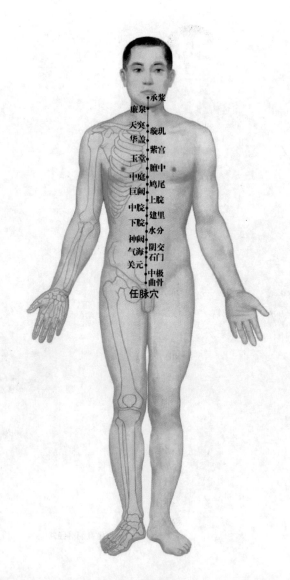

承浆
廉泉
天突　璇玑
华盖　紫宫
玉堂　膻中
中庭　鸠尾
巨阙　上脘
中脘　建里
下脘　水分
神阙　阴交
气海　石门
关元　中极
　　　曲骨
任脉穴

任脉预防及主治的疾病

泌尿生殖系统疾病：前列腺炎、阳痿、早泄、盆腔炎、附件炎、白带病。
消化系统疾病：胃痛、消化不良、胃溃疡。
其他疾病：失眠、胸闷气短、腰痛。

Anexo

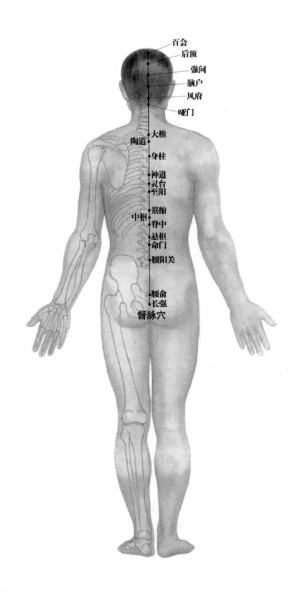

百会
后顶
强间
脑户
风府
哑门
大椎
陶道
身柱
神道
灵台
至阳
筋缩
中枢
脊中
悬枢
命门
腰阳关
腰俞
长强
督脉穴

督脉预防及主治的疾病

脊柱疾病：腰肌劳损、腰椎间盘突出、强直性脊柱炎、颈椎病。
其他疾病：小儿消化不良、头痛、发烧、中风、脱肛、失眠多梦、记忆力减退、退行性关节炎、胆囊炎。

健身气功·五禽戏
_{jiàn shēn qì gōng wǔ qín xì}

口令词
_{kǒu lìng cí}

双 脚开立，双臂自然下垂，目视前方，舌抵上腭，调匀
_{shuāng jiǎo kāi lì shuāng bì zì rán xià chuí mù shì qiánfāng shé dǐ shàng è tiáoyún}

呼吸，意守丹田，起势调息。上提、下按，提、按，提、按。
_{hū xī yì shǒudāntián qǐ shì tiáo xī shàng tí xià àn tí àn tí àn}

虎举：握拳、上举、握拳、下拉。（四次）
_{hǔ jǔ wò quánshàng jǔ wò quán xià lā sì cì}

虎扑：双 手 上提、前伸、下按、上提、下扑。（四次）
_{hǔ pū shuāng shǒu shàng tí qiánshēn xià àn shàng tí xià pū sì cì}

双 手侧起、内合下按。
_{shuāng shǒu cè qǐ nèi hé xià àn}

鹿抵：迈步、转腰、下视 、还原。（四次）
_{lù dǐ mài bù zhuànyāo xià shì huányuán sì cì}

鹿奔：上步、后坐、前移、收回。（四次）
_{lù bēn shàng bù hòuzuò qián yí shōu huí sì cì}

双 手侧起、内合下按。
_{shuāng shǒu cè qǐ nèi hé xià àn}

熊运：右、上、左、下，右、上、左、下。
_{xióng yùn yòu shàng zuǒ xià yòu shàng zuǒ xià}

左、上、右、下，左、上、右、下。
_{zuǒ shàng yòu xià zuǒ shàng yòu xià}

熊晃：提髋、落步、后坐、前靠。（四次）
_{xióng huàng tí kuān luò bù hòuzuò qiánkào sì cì}

双 手侧起、内合下按。
_{shuāng shǒu cè qǐ nèi hé xià àn}

猿提：上提、转头、下按。（四次）
_{yuán tí shàng tí zhuǎntóu xià àn sì cì}

猿摘：退步、顾盼、按掌、 上步、摘果、收回。（四次）
_{yuánzhāi tuì bù gù pàn àn zhǎng shàng bù zhāiguǒ shōu huí sì cì}

双 手侧起、内合下按。
_{shuāng shǒu cè qǐ nèi hé xià àn}

Anexo

niǎoshēn shàng jǔ　　xià àn　　fēnshǒu　tái tuǐ　　　sì cì
鸟 伸：上 举、下 按、分 手、抬 腿。（四次）

niǎo fēi　　píng jǔ　　xià luò　shàng jǔ　　xià luò　　　sì cì
鸟 飞：平 举、下 落、上 举、下 落。（四次）

　　　shuāng shǒu cè qǐ　　nèi hé xià àn
　　　双 手侧起、内合下按。

yǐn qì guī yuán　　cè jǔ　　xià àn　　jǔ　　àn　　jǔ　　àn
引气归元：侧举、下 按 ，举、 按，举、 按。

　　　shuāng shǒu xiàngqiánlǒng qì　　　hǔ kǒujiāochā　　dié yú fù qián
　　　双 手 向前拢气，虎口交叉，叠于腹前，

　　　bì mù jìngyǎng　tiáoyún hū xī　　yì shǒudāntián　　cuōshǒu　yù miàn
　　　闭目静养，调匀呼吸，意守丹田。搓手，浴面。

　　　liàngōng jié shù
　　　练功结束。

参考文献
Referencias

[1]　国家体育总局健身气功管理中心 . 健身气功·五禽戏 [M]. 北京 : 人民体育出版社 , 2003.

[2]　国家体育总局健身气功管理中心 . 健身气功二百问 [M]. 北京 : 人民体育出版社 , 2007.

[3]　国家体育总局健身气功管理中心 . 健身气功常用词汇手册 [M]. 北京 : 高等教育出版社 , 2012.

[4]　邱丕相 . 中国传统体育养生学 [M]. 北京 : 人民体育出版社 , 2007.

[5]　张广德 . 导引养生学 [M]. 北京 : 北京体育大学出版社 , 1993.

[6]　谢华 . 黄帝内经 [M]. 北京 : 中医古籍出版社 , 2000.

[7]　刘建桥 , 卢虎英 . 经络穴位速记手册 [M]. 北京 : 人民军医出版社 , 2008.